國立政治大學臺灣企業史研究團隊 TBH

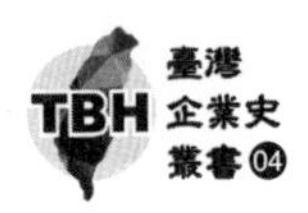

藥向前行——臺灣藥品行銷發展
Marching Forward: The Development of Pharmaceutical Marketing in Taiwan

著者：賴宗成、陳琮淵
出版者：巨流圖書股份有限公司
地址：802 高雄市苓雅區五福一路 57 號 2 樓之 2
電話：(07) 2265267 傳眞：(07) 2264697
發行人：楊曉華
總編輯：蔡國彬
責任編輯：邱仕弘
封面設計：Lucas
編輯部：10045 臺北市中正區重慶南路一段 57 號 10 樓之 12
電話：(02) 29222396
傳眞：(02) 29220464
帳號：01002323
戶名：巨流圖書股份有限公司
E-mail: chuliu@liwen.com.tw
網址：http://www.liwen.com.tw
法律顧問：林廷隆 律師
電話：(02) 29658212
出版登記證：局版台業字第 1045 號
ISBN：978-957-732-508-2
2015 年 9 月初版一刷
2021 年 10 月初版五刷
定價：350 元

國家圖書館出版品預行編目（CIP）資料

藥向前行：臺灣藥品行銷發展 / 賴宗成 , 陳琮淵著 . -- 初版 .
-- 高雄市：巨流 , 2015. 09
面； 公分 . --（臺灣企業史叢書；4）
ISBN 978-957-732-508-2（平裝）

1. 製藥業 2. 藥學行銷 3. 產業發展 4. 臺灣

418.61 104016720

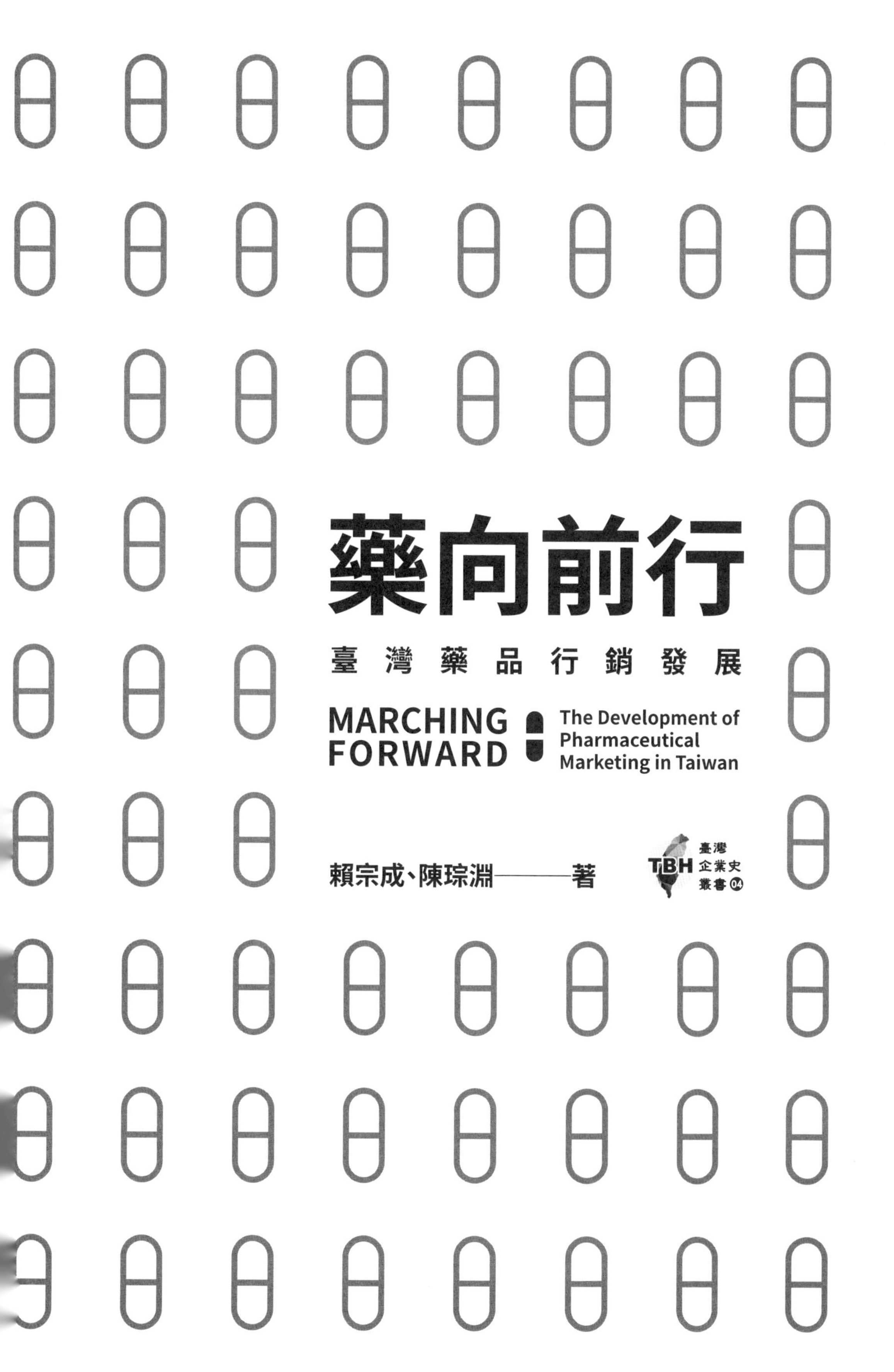

藥向前行

臺灣藥品行銷發展

MARCHING FORWARD
The Development of Pharmaceutical Marketing in Taiwan

賴宗成、陳琮淵——著

TBH 臺灣企業史叢書 04

【臺灣企業史研究叢書】序

主編：王振寰，國立政治大學國家發展研究所講座教授
溫肇東，國立政治大學科技管理研究所教授

企業史研究在當前人文社會科學界是一個重要的研究領域。美國的企業史研究創始於1926年的哈佛商學院，幾近完整地紀錄了美國近百年來的企業發展趨勢。日本的企業史研究也累積了可觀的日本企業社史，成為企業發展理論及教學上的重要研究文獻依據。對於企業史研究，最知名的學者是最近才過世的哈佛大學著名的企業史學者 Alfred Chandler，他針對美國企業史的研究，發表了數本書籍，包括《策略與結構》、《看得見的手：美國企業的管理革命》、《規模與範疇》等皆對學界有開創性的深遠影響。這些書籍除了描述美國不同產業發展的歷史，也比較了與其他國家（例如德國、英國、法國）相關產業發展的差異。這些書爾後對組織理論和企業管理理論有深遠的影響。由此觀之，企業史研究為整個學術界奠立了深厚的基礎。

臺灣的企業發展，遠從清朝、日據時代、國府遷臺前時期、戰後重建、1980年代高速成長、1990年代之後產業轉型升級面對全球化、和至今出現眾多跨國企業。此種歷程反映了臺灣經濟社會從傳統邁向現代，由農業邁向工業和服務業，以勞力密集轉向腦力和創新產業，和以中小企業為主到如今大企業林立，並利／

力用中國市場，與世界各經濟體相互競爭的種種趨勢。這樣的發展和轉變，反映了臺灣企業家面對特定政治社會環境，利用社會文化網絡的力量，開創企業和進入全球市場；也凸顯了臺灣產業發展的歷史脈絡與相關的種種發展方式。這些隱藏在歷史過程、文化脈絡、政經環境、和組織轉型的企業發展歷程，需要以較長的歷史縱深來收集資料和分析其發展模式。這樣的工作需要很多人力和物力的投入來收集資料，更需要耐心和理論的敏感度來耙梳資料。

過去臺灣在推動企業史研究上不甚積極，相對於中國大陸、香港、南韓，可說是處於停滯狀態。加上現今國內主要學術單位由於受到學術評鑑和國際期刊發表的壓力，學者傾向以輕薄短小的中英文期刊論文發表，此種制度性的壓力，使得需要長期收集資料，大部頭寫作專書的企業史研究除了少數學者投入外，成為乏人問津的領域。更為嚴重的是，長此以往臺灣企業的發展歷史，將由中國大陸與香港學者來解釋，臺灣學界將詮釋自己企業和產業發展歷史的發言權拱手讓人。

對於這樣的趨勢，我們深感為憂；因此我們一群以政大教授為主力，加上幾位其他學校的同仁，共同組成了「臺灣企業史」研究團隊，來鼓吹臺灣企業史的研究。在政大頂尖大學計畫的支持下，我們初期以資料庫收集為主，逐漸擴大開始專書寫作，預期將出版一系列臺灣企業史的研究專書；我們也期望這樣的想法和作法，可以得到學界的認同，並逐步建立學術對話的可能性。

為了讓「臺灣企業史」系列專書的理想能夠實現，我們歡迎有志一同、且有相關書稿的學界同仁和博士論文投稿，讓這系列叢書能逐漸壯大。我們對企業史採取比較寬鬆的定義：也就是有關（1）個別公司組織管理變革的歷史傳記；（2）個別產業的發展歷史；以及（3）整體企業發展與政府之間關係歷史演變等主題者，我們都十分歡迎。我們希望藉由這一系列專書的出現，將能誘發對臺灣企業和產業發展經驗的深刻反省，建立臺灣企業發展的歷史，並在未來能夠建立以臺灣經驗為基礎的社會科學理論。這樣的目標現今看來雖然仍然遙遠，然登高必自卑，行遠必自邇，積沙必成塔，集腋必成裘，讓我們一起努力踏出實踐的腳步！

關於臺灣企業史研究團隊與企業史相關研究，進一步資訊可至我們的網頁查詢，http://bh.nccu.edu.tw/ 。

王振寰、溫肇東

胡幼圃教授序

很高興有機會先閱讀賴宗成名譽理事長與陳琮淵教授的新書——《藥向前行——臺灣藥品行銷發展》。本書從行銷專業化的角度分析臺灣藥業發展，是各界期盼已久的專門著作，更是我國近六十年的藥業發展及藥品行銷的歷史紀錄。

本人長年從事與藥學、藥政相關的人才培育，教學研究及行政服務，深刻的體會到產業發展，明顯受到法規制度及社會環境的牽動，沒有好的法規制度及環境，產業難以健康的發展茁壯。三十多年來，在政府致力推動發展我國生技製藥產業的過程中，藥商、藥廠也扮演了關鍵角色。

藥業相關的政策與法律，不僅要照護全體國民的健康福祉，也要促進產業發展，如此也可滿足我們社會尚待解決的醫療所需（unmet medical need）；政府若能妥善規劃生技製藥發展藍圖，提供法規制度上的支持，配合健保給付制度，公平分配各方需求，我國的民眾健康福祉與生技醫藥的發展，是可以比翼齊飛的。

宗成兄與陳教授的《藥向前行》以平實的歷史敘述方式告訴讀者，新興國家如臺灣，要發展生技製藥產業，很難複製歐美模式，以豐沛的資金、科研資源來開發新藥；臺灣必須結合產、官、學之力，積極發掘、掌握利基，發展我們需要的生技製藥產業。事實上，臺灣生技製藥產業目前雖有所進展，但仍面臨「斷鏈」的問題：也就是基礎研發強、有一定製劑水準，但是居中的轉譯工程卻遠遠不足；面向消費端的行銷管理、市場發展環節，也缺乏政府，特別是健保政策的支持，影響了臺灣生技藥業的整體競爭力與發展。

我國政府雖在基礎科學研究投入大量資源，但「生技新藥投資條例」通過前，諸多不合時宜的財務、人事法規限制及在製造、行銷方面缺乏大力輔導；加之在健保不斷削價的市場結構下，臺灣藥業缺乏足夠的研發資源，成為有競爭力的國際企業。長此以往，生技製藥作為「二兆三星」產業的宏亮口號，也會徒留回憶。

以史為鑑，目的在鑑往知來，臺灣藥業發展，亟需由已走過的來時路中吸收經驗，接受教訓，創造未來。本書綜論日治時期引進西方藥學及製藥技術以來，臺灣藥品製造商及銷售人員，如何在有限的資源及規模下，從家庭工廠的土法煉鋼，挨家逐戶寄藥包的草創年代，再依循法規的要求及市場競爭，一步一腳印地克服困難、邁向專業化，展現行銷及組織的創意，具體刻畫出臺灣藥商創業及藥品行銷的路徑與圖像，為臺灣經濟社會發展，留下一幅努力創業、打拼的血汗圖。不同於《臺灣藥學史》、《藥政簡史》等既有著作多從藥學及藥政的角度出發，本書結合實務經驗及學術觀點，紀錄了臺灣藥品行銷發展，為臺灣藥界留下了珍貴的史蹟。

本人與宗成兄相識多年，他在臺灣田邊公司服務時，參與五燈獎行銷規劃及執行而聞名業界，更著有暢銷書《醫藥行銷——醫藥行銷人員必備手冊》（商周出版），對藥品行銷的專業發展貢獻卓著。欣聞其與陳琮淵教授合作，投入多年心血而成的《藥向前行》

即將出版，咸認將是切中要領之力作。我以曾任臺灣藥政轉型時期的藥政處長（1998 ～ 2002），並代表生技領域出任考試委員（第十一屆）參與藥界公共事務，深知作者的用心及努力，樂為序之。

胡幼圃
國防醫學院藥學系特聘教授
曾任考試院考試委員、衛福部藥政處處長

王振寰教授序

製藥業或廣義的醫藥產業，在臺灣產業發展史上，極少受到重視。一來它規模甚小，二來其發展也真的乏善可陳。不過，自1980年代以來，當全球都將生技製藥視為繼半導體之後的另一個明星產業，藥業在臺灣的發展就愈來愈廣受注意。由於對發展社會學及臺灣產業發展的長期關懷，赴政大任教以來，我積極投入各種臺灣產業創新的研究，近年來更關注生技製藥業的發展。在研究過程中，我發現過去流行一時的發展型國家理論，用來解釋高度創新產業，已出現若干扞格之處，我也體會到，理論的更新必須先回到歷史脈絡的梳理，因此在帶領臺灣企業史團隊時，我特別重視從歷史的角度來進行分析，進行了許多訪談與田野調查，製藥業的研究也不例外。

自錢德勒（Alfred Chanlder）以來，企業史的分析著重探討產業發展的國際和國內環境，選取具代表性的企業個案，追溯其創業、轉型、技術發展、組織變遷、困境與策略、與政府政策的關係，以及如何擴張到全球的歷程。我們研究發現，臺灣藥業規模有限、多半為家族經營，分布在北中南各地。臺灣藥業人士充滿創業精神，善用人際網絡來獲取發展所需的資金、技術與市場。藥品為重要民生必需品，但藥業多依賴自身的力量來謀求生存及發展，直到近二十年因國家推動生技產業及全民健保的實施，才開始受到政府及社會關注。臺灣學界對製藥產業的研究極少，對其發展認識非常有限。

面臨經濟發展與全民健保的制度矛盾，製藥產業在臺灣所受到的主要制度限制，一是來自國家對廠房、機器設備及臨床試驗、查驗登記等法規規範；二是來自全民健保的藥價管理。這是製藥產業與其他企業最大的差異，也就是國家高度介入市場運行機制中。此外，國內製藥業大多生產學名藥及成藥，規模有限，研發含量較低，難融入國際市場。藥品生產必須在符合 GMP 規範的獨立廠房裡進行，同業之間的生產網絡並不明顯，製藥廠大多建立自己的行銷團隊，利用大量的業務人員，分赴各地的醫療院所推銷自家的藥品。但是此一與臺灣醫藥產業發展密切相連的領域，更是幾乎無人研究。

過去幾年來，陳琮淵博士參與我所主持的生技製藥產業及企業史研究團隊，做出許多貢獻。在訪談過程中，認識了本書的另一位作者賴宗成先生。他是臺灣藥業發展的耕耘者，本身就是臺灣醫藥歷史的一部分，以其經驗及人脈為我們的工作提供大力支持。除此之外，賴宗成先生以其專業使命感，積極提出要撰寫一本醫藥行銷史的書，之後他與陳琮淵博士經常討論、修改、歷經數年終於完稿。我除了感佩之外，非常樂於將本書納入臺灣企業史叢書系列之中，以見證臺灣醫藥產業在行銷面向上的發展和貢獻。

「藥向前行」這本書中指出，臺灣製藥產業的規模偏小，全球能見度低，但藥業人士依舊發揮中小企業的創新精神，在政策、市場及社會制度等限制中，積極尋求活路。本書特別分析了醫藥行銷的不同歷史發展階段，見證了臺灣醫藥產業發展歷史非常重要的一環。其中一些特殊的經驗，包括寄藥包、或「普羅帕」（就是對藥品做宣傳〔propaganda〕的行銷專業人士），到近年來健保和藥妝店的市場現象。透過階段性的歷史分析和描述，我們看到了臺灣醫藥業發展從非常落後，到逐步專業化，進而到全球化和多元化發展的歷程。這樣的歷史取向，正是企業史的視角，因此政大企業史叢書積極支持他們的工作，也認為這本書將是是臺灣企業所樂見的結合社會科學分析及歷史回顧的嘗試。我們也期望未來有更多的企業史書籍能夠問世，紀錄臺灣產業發展的點點滴滴，為後世研究臺灣產業和企業發展的學子，提供最佳的素材。

王振寰

國立政治大學副校長、講座教授

李志恆教授序

就民生必需物質而言，藥品是一種非常特殊的產品，一方面人類有「自我療癒」（self-medication）的本能與需求，以致世界藥學會（International Pharmaceutical Federation, FIP）也大力提倡，將一般民眾有自行用藥的權利做一闡述，但另一方面，「藥即是毒」是西洋從十五世紀起就已建立的觀念，我國也早就有「神農嘗百草，一日而遇七十毒」的說法。論語〈鄉黨〉篇中提到孔子不隨便吃藥的態度（康子饋藥，拜而受之，曰：「丘未達，不敢嘗」），顯示了藥品不應隨便使用，自古有之。前者「自我療癒」既是人類求生存的本能，更在國人「有病治病、無病強身」的觀念下，因勢利導，尤其是在物質匱乏的年代，可以解釋我國為何會有本書第二章所描述的寄藥包、街頭賣藥的藥品供需作為，以及第三章所描述的銷售導向，普羅帕崛起的事實。而後者「藥即是毒」的藥物安全觀念，在二十世紀初已經被世界各國普遍認為係藥物上市的兩大基本概念之一，亦即安全性與有效性需並重，這也可以解讀為國家對於藥品的管理，是確保民眾健康安全的必要手段，本書中第四章提到從藥品的 GMP 到 cGMP，乃至於第五章與國際接軌的 PIC/S GMP 等規範，說明了藥品管理的演進過程，也見證了藥物管理的必要性。

藥品的使用，也是一種社會行為與制度的反應。從早期的藥品使用之放任自為，到公勞保、進藥聯標，演進到現今的全民健保，主導了藥品的開發上市與醫療院所的進藥選擇。政府不斷進行藥價調查取得平均藥價、壓低藥價給付，使全民享受價美物廉的健保用藥時，也使得議價產生藥價差（所謂的藥價黑洞）成為必然，並影響藥廠生產藥品的意願，長此以往，對製藥產業發展的影響，是福是禍，仍需要更進一步的分析。但臺灣本土的藥廠多屬中小型廠，而藥品在層層規範之下方能使用，藥品行銷在這樣的體制之下，一方面要符合國家規範，另一方面又要與同業競爭，同時又要伸展擴大，自然有其相當的難度，這也是國內與國際上藥品行銷不同之處，本書在這些面向有精闢的論述。

《藥向前行——臺灣藥業行銷發展》一書是我的高醫藥學系學長賴宗成先生，同時也是中華民國藥品行銷暨管理協會名譽理事長，與陳琮淵教授合作，經過多時的資料蒐集、整理、撰寫而成，從藥品行銷角度檢視臺灣藥業發展的過程，但細讀內容更可發現，該書其實也可以說是我國近代藥業的發展史。值此書成之際，謹贅數語，用申賀意，並表欽敬之忱，爰為之序。

李志恒

高雄醫學大學藥學院院長

作者序

在臺灣談起醫藥產業時，人們首先想起的往往是健保制度及生技藥品的研發，很少人會注意到藥品的流通，亦是醫療保健中相當重要的環節。若非藥業人士汲汲於行銷專業化及相應的組織變革，國人能享受到的醫療品質將大打折扣，藥費支出也會大幅提升。不可諱言的，藥品行銷專業在臺灣直到晚近才受到重視（如相關公協會推動專業研習及醫藥行銷師認證），這樣稍嫌遲滯的發展，除了藥業本身在1980年代後才較有系統的推動專業化行銷，癥結更在於藥品行銷長期被視為附屬於醫療診治的商業活動，藥學及藥品行銷專業被漠視與邊緣化，使得此一濟世行業在世人心目中，仍停留在早年制度及市場不健全時，不肖藥商結交鑽營，坐收暴利的刻板印象。其實，藥品確有其不同於一般商品的特殊營銷模式，但絕非送禮酬酢、削價競爭所能維繫，而是一門需要結合藥學、行銷、經營管理等專業的良心事業；我們也不應該忽略臺灣有限的藥品市場下，相關從業人事艱辛奮鬥、巧思滿點的創業過程。

本書探討臺灣藥品行銷業的發展變遷。立基於企業／商業／產業發展史，以關鍵人物的口述及文獻資料為基礎，呈現制度、經營者及環境互動而成的臺灣藥品行銷發展。本書旨在為臺灣藥品行銷的歲月風華留下紀錄，導論說明我們的主要關懷、研究架構及方法，第二至五章依序分析四個不同時期的臺灣藥業行銷變遷，結論部分除了歸納歷史經驗，也展望未來趨勢。本書除了讓一般大眾更瞭解臺灣藥業的創業精神及發展活力，也嘗試為歷史、社會及商管學者提供研究素材及線索，期能充作專業行銷人士學習及實務上的借鑑。

我們兩人因一項由王振寰教授主持的「臺灣生技製藥產業創新」的研究計畫而相識，進而在合作撰寫文章的機緣下，由今而古，對藥品的行銷發展產生興趣，研擬回顧臺灣藥品行銷的訪談研究，並在政治大學臺灣企業史研究團隊的支持下，逐步進行資料彙整、訪談修訂，而有本書的出版。過程中，我們首先要感謝諸位業界先進撥冗接受訪談，其中許多前輩不僅無私地分享個人經驗及慧見，還不厭其煩地協助確認訪談稿、提供許多珍貴的相片及手稿資料，啟發了我們在書中呈現的許多觀點及敘述。必須說明的是，本書考慮行文篇幅而略去尊銜，但這絕不影響我們最誠摯的謝意。而中華民國藥品行銷管理協會、臺灣區製藥同業工會、加拿安公司慷慨提供場地及資源，使得研究能順利進行，在此申謝。我們也要感謝政治大學副校長王振寰講座教授及其所帶領的臺灣企業史團隊師長的指點及支持，以及姜懿紘小姐；沈志翰、邱仕弘先生等巨流同仁卓越的編務協助。王振寰副校長、胡幼圃教授及李志恆院長在百忙之中為文推薦，寰宇藥品資料管理公司（IMS）提供的統計數據，皆使本書增色不少；莊俊三、蕭登斌、李謀進、賴岱蔚、曾聖文先生在成書前詳細閱讀書稿，並蒙匿名審查人提供寶貴意見，減少了許多可能的錯誤，令我們滿心感謝。撰研過程中，家人的鼓勵帶來最大的支持，允許我們在日常工作及家庭生活中騰出片刻空檔，將書稿一點一滴的揑塑成形。

這本書從發想到完稿，經過三個寒暑的請益、討論及撰寫，從謐寧深秋的午後漫談到炎炎溽暑的揮汗寫作，埋首書堆文案也沉浸在咖啡香氣，我們兩人經歷了退休、畢業、服役、任教等人生不同階段的生活變化，拖沓日久，零落未盡之處多有，還望方家指正。成書期間的人物變遷，頗生滄海桑田，時不待人之感；劉秋生、張天德兩位藥界前輩仙逝，體現了此一書寫記錄工作的迫切及重要性。我們想用書名——「藥（要）向前行」來表達臺灣藥業的發展總是充滿生機，代代譜出新的篇章。期待本書能起拋磚引玉的作用，令更多人投入相關議題的探索。

賴宗成與陳琮淵
序於台北仲夏

目錄

圖目錄

表目錄

照片目錄

Chapter 1

導論

醫療事業多依隨社會發展腳步而演進，成為觀察一個國家發達與否的指標。就此而言，臺灣無論在公共衛生、醫療體系及全民健保等方面，皆有值得自豪的表現。醫療專業及相關活動的發展，卻不僅限於醫學研究及治療技術的進步，社會文化、制度法規等面向，同樣起著關鍵作用。然而，在臺灣社會，當代民眾對於醫療的接觸與認知，多集中在疾病治療及藥品研發上，不僅忽略了藥品流通乃是醫療不可忽視的重要環節，也未能察覺在醫護及研發人員之外，藥師及藥事人員的專業與貢獻。類此「重醫輕藥」、「研發、製造勝於流通、行銷」觀念之形成其來有自。

首先，醫師、護士是民眾接觸到的第一線醫療人員，參與藥品研發的博士、教授，則被認為從事利惠民生的科學研究，兩者在臺灣之專業形象及權威性深植人心，也被認為從事廣義的社會服務事業。

相較之下，大眾領取醫師處方藥或自行購買市售成藥的經驗中，對藥事流通人員的接觸不若前兩者般深刻，甚至都認為其附屬於醫師或藥廠；而無論是藥師專業的諮詢指導，或藥品行銷人員的專業訓練（MR 認證），都是近年才漸漸普及。藥品流通的商業成份也模糊了藥學及行銷專業，使這個濟世行業蒙上牟利至上的刻板印象。

其次，在近代臺灣政治社會發展上，醫師群體積極參與革新事業，被認為具有「良醫濟世」的啟蒙地位，或許只有「科技興國」的工程師足堪比擬，也因此，臺灣醫界與政治、宗教的關係長期被學界所關注，科學家則被視為產業發展、經濟成長的重要推手。反觀藥業除了在學科建置、資源分配上長期從屬於醫學；藥品的營銷活動又常隨制度及市場而變動，出現良莠不齊的現象，使藥師及藥業人士的社會聲譽難望其項背。

第三，在政策、醫療及商業領域，藥品行銷的定位並不明確，長期而言不像醫學及科學受到國家政策的大力扶持，它既不屬於醫學研究、科技研發，與藥學專業相關卻又不完全等同，作為商業領域，藥品及其流通事涉生命安全，受到法規嚴格規範，可謂「限制多，空間小」，長期處於邊緣化發展的命運。

無論就國民醫療、經濟發展及總體安全等方面，藥品都有其重要性及顯著意義。就醫療的角度而言，藥品的使用不僅僅是單純的消費行為，每銷售一顆藥，其實也意味著疾病的治癒及患者身體狀態的改善，國民平均壽命的延長也與醫藥進步有關。試想，若無人願意投入藥品的流通及行銷，醫療成本將大為提高，人民的健康勢必受到影響，社會對此行業實在應該給予更多的重視。就經濟的角度而言，2014 年，臺灣健保藥品市場規模約有新台幣 1,500 億元之譜，全球藥品市場更高達 5,000 億美金，發展藥業不啻是臺灣參與全球經濟競爭的一個重要面向；就政府而言，藥業除了是策略性產業，也應以國防工業看待。特別是面對全球性流行疾病及公共衛生的需求，若缺乏自主研發、生產體系，將難以因應。

沒有獲利的產業難以長期存在，沒有行銷的產業則發展受限。平心而論，無論是藥品的研發及醫療技術的進展，皆需要商業活動的支撐。臺灣的藥業向來規模有限，除了受限於健保制度「以藥養醫」的結構性制約，近年來更因總額預算制（global budget）的實施，以及產業制度始終缺乏完善配套，而面臨迫在眉睫的發展困境。況且不論藥價「連連降」，長期而言將對我國醫療發展及國民健康產生何種影響。藥界在有限的利潤下如何支應軟（藥品行銷專業認證）、硬（查廠、藥事規範）體要求的不斷提升，已屢現警訊。事實上，藥品研發不僅風險高、資金及技術的投資門檻也高，燒錢卻不見得有相應回報，臺灣企業若想有所發展，勢必得進一步整合到全球產業鏈的分工與博弈當中。

另一方面，臺灣社會仍普遍存在對藥品行銷業的負面觀感，這些批評多來自藥業過去曾發生的鑽營圖利，以及至今仍有所聞的削價競爭等亂象。然而，對藥業的刻板印象，既高估了藥品的盈收，也忽略了藥業的特殊性。首先，依本書的研究，多數臺灣的上市藥廠，淨利益多半在藥品售價的5-10%之譜，規模與臺灣一般中小企業無異，加上符合相關法規要求需不斷更新設備、進行投資，絕非人們想像中的坐收暴利。其次，若深究上述亂象背後的結構性因素，例如法規所形塑的「遊戲規則」、醫院—藥商間不對等的地位及權力關係等，則更能瞭解藥業其實也是醫藥共生結構的受害方，其行為實受到制度及市場的引導。第三，也是最重要的，如本書所指出，藥品流通產業在臺灣的發展，是一部藥界人士不斷追求專業化及規範化，突破困境的奮鬥史，藥品行銷更是臺灣醫療事業發展中不可或缺的一環。

尤有甚者，包含藥業在內，醫療事業在臺灣與政經相互糾結，由來已久，但過去的研究多只著重政策對產業的單方面影響，較少透過歷史的梳理來探討醫藥與社會文化的關聯性，特別是藥品行銷活動（如藥品透過報紙、廣播、電視廣告曝光等），乃是每個人日常生活中必然接觸的社會場景及共同記憶，但其所獲得的大眾及學術關注卻十分有限，殊為可惜。[1] 多年的教學研究及實務經驗讓我們有感於，若無人投入發展脈絡及相關資料的整理，則臺灣的藥品行銷不免成為「沒有歷史」的行業，淪為藥界耆老口中終將飄零的逸事，甚至連作為臺灣經濟發展中的一個小註腳都不可得。對藥業本身而言，缺乏歷史根基及論述，不僅會產生傳承及認同問題，更會加深眼下的邊緣化危機。由此出發，我們嘗試去追蹤臺灣藥品行銷在不同時期的發展，以及究竟是哪些因素推促了藥業的變遷。我們好奇的是，近百年來，由「寄藥包」等最原始純粹的藥品販售行為，發展到晚近的跨國全方位行銷體系，臺灣的藥業如何保有競爭力及生存利基？又是如何邁向專業化的行銷模式？在此過程中，業者人士所面對的制度、市場等各方面的挑戰是什麼？本書以「臺灣藥品行銷發展」為名，即在於凸顯藥品流通介於「事業」、「行業」、「企業」、「產業」之間，難以精確切分界定的性質，因此除了勾勒臺灣藥品行銷的定位及專業化發展，更在於闡明以下主題：

---

[1] 近年若干歷史懷舊小品開始留意到日治時期報章雜誌、人物傳記所呈現的藥品廣告文化及產業意涵：如皮國立，2008，《當中藥碰上西藥》，臺北：臺灣書房；梁瓈尹，2007，《老藥品的故事》，臺北：臺灣書房；吳秋儒，2012，《臺灣古早藥包》，臺北：博揚文化；陳柔縉，2012，《舊日時光》，臺北：大塊；惟較少有系統的回顧臺灣藥品行銷產業的長期發展。

一、記錄臺灣藥業發展的重要篇章：透過資深及具代表性業界人士的深度訪談，描繪從業人員的視野及心聲；旨在保留珍貴的口述資料，也試著從這些「藥人」(medicine person)的見聞點滴中抽絲剝繭，追索臺灣藥品行銷變遷形貌。

二、破除大眾對於藥業的誤解及迷思：「以藥養醫」、「藥價黑洞」、「削價競爭」等因政策、制度面的偏差所產生之現象，不僅限縮了本土藥業的發展空間，更加深了民眾對藥商的負面印象。過去三十年來，臺灣藥業在各公、協會的推動下日益強化行銷專業及自律，而在現行的醫療保險制度下，已無暴利可圖。更重要的，本書認為，作為商業活動，藥品行銷的方式及手段，乃在特定法規及市場條件下運行，廠商的行為，反應了某種醫藥共生的型態。

三、拓深產業研究的學術視野：學界過去多半從家族網絡、國家政策、後進追趕的角度來解析臺灣產業及企業的發展，[2] 雖不乏代表性的企業史論著，[3] 卻鮮少以藥業社群為個案，探討創業精神如何與制度環境互動，構造出獨特的商業軌跡。本書緊扣專業化及多元發展概念，嘗試勾勒臺灣藥業不同時期所歷經的成長與挑戰，以及制度興革下的企業發展及商業文化變遷。

---

[2] 見 Greenhalgh, Susan, 1988. "Families and Networks in Taiwan's Economic Development." In *Contending Approaches to the Political Economy of Taiwan*. Edited by Edwind Winckler and Susan Greenhalgh. New York: M. E. Sharp, pp. 224-245；龐建國，1993，《國家發展理論——兼論臺灣發展經驗》，臺北：巨流；王振寰，2003，〈全球化與後進國家：兼論東亞的發展路徑與轉型，《臺灣社會學刊》，31，頁1-44；熊瑞梅，2008，〈臺灣企業社會學研究的發展與反思〉，頁177-241，收錄於謝國雄主編，《群學爭鳴：臺灣社會學發展史，1945-2005》，臺北：群學。

[3] 如謝國興，1999，《臺南幫：一個臺灣本土企業集團的興起》，臺北：遠流。

必須說明的是，廣義的「藥業」不僅有中、西（醫）藥學的畛域之別，單以西藥而論，亦涵括藥品從研發、製造到流通之各專門領域，既牽涉公共衛生、[4] 醫療發展、[5] 藥學教育、藥政管理、社會福利（全民健保等），又有處方及非處方（店頭成藥）用藥之別，以本書有限之篇幅實難細論；復以行銷概念在當代臺灣社會深植人心，藥品行銷活動亦與民眾的日常生活密切關聯，但藥品行銷的實務或學術專論卻不多見，[6] 故本書乃選擇以藥品行銷為中心，進行系統性的資料收集及分析，希望能提出若干具有新意的見解及補白。

我們也在歷史梳理的過程中認識到，藥業發展總是與國家制度緊密的聯結在一起，作為後進的國家與企業，臺灣藥業未來若要突破困境有所發展，必須結合產官學之力，積極與全球製藥產業價值鏈進一步整合。也正是因為歷史淵源及經濟全球化的進程，日本、歐美的藥廠在市場開發的過程中，除了將製藥技術及藥品行銷管理理念擴散到臺灣；透過藥品的銷售宣傳，也把該國的生活文化、消費方式傳衍到本地社會。因此，藥業的行銷創意如何對社會產生影響，甚至創造出一種流行的商業文化與次文化，便成為值得關注的議題，在臺灣，五燈獎的成功創下電視節目製播紀錄，斯斯藥品更以本土化形象深植人心，正是卓越的藥品行銷案例，本書將在相關

---

[4] 參閱行政院衛生署，1995，《臺灣地區公共衛生發展史》（一）、（二），臺北：行政院衛生署。

[5] 經典雜誌，2006，《臺灣醫療400年》，臺北：經典雜誌。

[6] 實務方面的著作目前國內僅有的一冊專論是塞貝多（Perri Cebedo）、賴宗成，2000，《醫藥行銷——醫藥專業行銷人員必備手冊》，臺北：商周；學術的討論則以醫療發展及衛生政策為主；少數論及國家角色。見江秀彥，2006，〈臺灣藥業發展中國家角色之分析〉，中山大學政治學研究所在職專班碩士論文；陳永興，1997，《臺灣醫療發展史》，臺北：月旦；莊永明，1998，《臺灣醫療史：以臺大醫院為主軸》，臺北：遠流；范燕秋，2011，《多元鑲嵌與創造轉化：臺灣公共衛生百年史》，臺北：遠流；江東亮，1999，《醫療保健政策：臺灣經驗》，臺北：巨流；葉永文，2006，《臺灣醫療發展史：醫政關係》，臺北：洪葉文化。

章節中進行討論。

企業史學者錢德勒（Alfred Chandler）在《塑造工業時代：現代化學產業和製藥產業的非凡歷程》一書中，將現代製藥產業的發展歸納為進入壁壘、策略邊界和成長極限的三階段模式。他認為一個公司需要有足夠的資源跟組織能力，並利用新產品的利潤及先前積累的知識、經驗，方能擴大規模，成為一個「成功」企業。然而，創新的研究者及實踐者都知道，新技術及產品未必是獲利的保證，新理念及作法也不必然有所回收。因此新藥的開發多半在基礎科學強大，資源豐富的歐美各國。像臺灣這樣缺乏研發及行銷資源的後進國家企業，如何參與藥業，保有利基，自然有其不同於歐美的成長模式及發展經驗。這正是本書探討的焦點之一。

在專業領域上，藥師以其藥學知識進行藥事服務，使大眾獲得合理安全的藥物治療，提升生活品質。但實際經營藥品及衛生醫療器材買賣者卻不一定具有藥師資格，事實上，藥品流通產業亦有其獨特的專業，外界因認識模糊而對藥品行銷產生誤解，留下許多值得深思的藥業議題。本書認為，藥品行銷活動的演進，實有賴於臺灣「藥人」發揮的企業家精神。企業在經濟發展史上的定位，不在於其規模的大小、經營的成敗，而是它曾經走過後所留下的印跡。誠如張天德所言：「不一定要有藥學背景才能發揮，沒有專業背景也能成功。除了有好機會，也要有勇氣敢投資，有些藥學系畢業的，有機會不敢投資也沒用，想投資沒有好標的也沒有餘地，很多是天時、地利、人和通通要。行銷是一門學問，總是少不了人際關係。」基於企業史及行銷發展的兩項主要關懷，本書將研究範圍鎖定在西藥藥品行銷，探討臺灣藥業發展中，市場、法規制度及社會等諸面向的互動，希冀提出更為貼近業內實況的觀察與詮釋。

第一節 ▶ 藥品行銷在臺灣

藥品行銷與一般產業的主要差異，在於商業活動之外，肩負提昇公共衛生及醫療品質，增進大眾健康與福祉的使命。也因此，藥業的經營向來受到政府專門法規的高度管控，要求日益嚴謹且符合國際規範。於此同時，社會生活型態（影響主流就醫途徑及疾病型態）的改變也牽引著藥品行銷策略的轉型：就處方藥市場而言，由早期的醫療資源匱乏，發展到晚近集團化公、私立醫院林立，勞保、公保、健保等社會保險制度無疑在其中扮演關鍵角色；而藥事法規與時俱進，也推促國產藥品品質不斷優化，銷售模式漸行專業、多元。成藥銷售方面，從早期上山下海「寄藥包」的推廣，到晚近遍布全臺的複合式連鎖藥妝店；從「五燈獎」（臺灣田邊）等透過綜藝選秀節目的置入性行銷，到各種創意無窮的成藥廣告，皆是藥界積極回應市場變化的作為。

臺灣藥品行銷活動伴隨著不同時期的法規政策、社會環境發展而轉型，反映了藥界「窮則變、變則通」的適應能力，也見證了臺灣經濟產業演化。我們認為，臺灣藥品行銷的發展路徑至今可分為四個時期，各有其不同發展模式及特色。此節旨在呈現大致的輪廓與脈絡，具體的分析，請見本書相關章節的詳細討論。

第一個時期是1959年以前的匱乏依賴期。近世臺灣為一偏處於海疆的彈丸之地，社會型態以農商為主，雖然貿易通達無遠弗界，卻也飽受列強殖民之苦。西荷時期，當局重商貿而輕民生，醫藥仍多承襲自漢人傳統的中醫、中藥；[7]近代西方醫藥研究的引入

---

[7] 江彥秀，2006，前引書頁59-83。

及產業化建置，實導源於日治時期總督府基於殖民利益及發展熱帶醫學研究的考量。[8]日治後期南進軍興，臺灣製藥產業在當局的主導下，開始產製戰時需用的奎寧，武田、塩野義、星規那等日本藥品會社（公司）紛紛在臺成立支店（分店），然而臺灣人參與藥業則十分有限，資金不足、技術落後，多屬藥品分銷商或臨時性的小型家族藥廠。[9]根據《臺灣醫藥衛生總覽》的記載，由臺灣人所創辦的第一家藥廠，乃是1922年由陳作霖成立於臺北的「東西製藥廠」。[10]在藥業管理方面，臺灣總督府陸續頒布《臺灣藥品取締規則》（1900）、《臺灣藥劑師、藥種商、製藥者取締規則》（飭令各地方府廳制定）、《藥劑師法》（1928）、《臺灣藥劑師法施行細則》（1935）等法規，明確規範藥品的處方、調劑及銷售，區分藥劑師執業主持的「藥局」與任何人（需登記成為藥種商）都能開設的「藥房」。這個時期藥品的銷售多半透過《臺灣日日新報》的廣告來打響知名度，[11]藥局與製藥所也會透過派遣「出張員」（業務）巡迴各地家庭舖設據點（寄放藥袋、藥包），收款並補充藥品的方式來販售成藥，形成「寄藥包」文化。[12]1945年日本投降，臺灣行政長官公署接收日人的製藥機構，合併成為「臺灣醫療物品公司」，然而成效不彰，藥品之供應時陷於青黃不接，該公司也於四年後裁撤。

國民政府來臺後，將製藥工業視為重要國防及民生工業，積

[8] 歐怡涵，2009，〈日治時期臺灣藥業網絡中消費者的反應與選擇〉，《暨南史學》，12：99-156。

[9] 范佐勳等編，2001，《臺灣藥學史》，臺北：財團法人鄭氏藥學文化教基金會，頁11。

[10] 丁玉鑫，1972，〈臺灣製藥工業概況〉，收載於《臺灣醫藥衛生總覽》，臺北：醫藥新聞社，頁578。

[11] 皮國立，2008，前引書；梁璆尹，2007，前引書。

[12] 參考〈藥界的業態與歷史〉，2006，詳見 http://tw.myblog.yahoo.com/jjgo-blog/article?mid=157，2012/3/18 下載。

極推廣，鼓勵產製原料藥、普通成藥、抗生素及營養劑，民營藥廠因而如雨後春筍般滋生，藥業呈現可觀的成長。[13] 許多日後十分成功的藥品企業順勢創發於1950、60年代，此時它們多半只是生產成藥及少數學名藥的家庭式製藥工廠。戰後臺灣經濟及產業的發展受益於美援，製藥產業也不例外，美援除了提供藥品及醫療物資，美國的公衛體系及醫藥制度，也成為臺灣學習模仿的對象。雖然大眾的需求日益增加，然而受限於外匯配額管制，許多進口藥物供不應求，不少藥品來源不明，不肖藥商也趁勢坐地起價，市場行情混亂。藥品缺乏使藥品買賣成為「賣方市場」，藥商幾乎無需推廣，便坐收暴利；遍佈全臺各地的開業醫診所雖是主流「客群」，但議價能力十分有限，甚至還需宴請、巴結藥商以取得藥品，鞏固貨源；再者，傳統的「寄藥包」及巡迴街頭、廟口攬客的賣藥團依舊在鄉間盛行，多少反映了當時醫療院所可及性不足，大眾醫藥常識保守落後，藥品製造與銷售也缺乏嚴謹規範的情況。

1960年代起為臺灣藥業重新出發的銷售導向期（1960-1980）。藥品企業於此時快速成長，吸收外商所引進的知識及資源，幾個重大制度的實施驅使藥界開始注重通路組織、廣告宣傳及銷售技巧，連帶引發市場結構的轉型。1961年起公保、勞保制度的陸續實施，醫院用藥的比重也逐漸提高，加以1960年代起政府一方面扶植國內製藥工業，同時也吸引美國氰胺、派德、日本武田、塩野義、田邊等國際知名藥廠來臺合資設廠製造藥品，一些本土廠商也逐漸掌握進階技術，臺灣的製藥產業蒸蒸日上，成為本土藥品以價格優勢進行包裹式（package）銷售的重要基礎。1970年代，臺大及省立

[13] 吳文統，1958，〈臺灣製藥工業的回顧與前瞻〉，收載於《臺灣製藥工業》，臺北：臺灣區製藥工業同業公會，頁1-6。

醫院帶頭推動查廠及藥廠分級制度，政府對藥廠的製造規範也更為嚴謹，明顯提升製藥品質。

在成藥流通方面，戰後寄藥包及廟會賣藥團日漸式微，販售廣告成藥的西藥房代之而起，成為一般家庭取得藥品的主要管道。經濟高速成長，生活品質逐漸提升，傳統「有病治病，無病強身」的泛用成藥／補品，已無法滿足市場需求。人們購買藥品除了口耳相傳及諮詢藥房，也開始對特定藥廠品牌產生認同。因此在「置入性行銷」概念尚未普及，法令缺乏明確規範的當時，許多藥商積極透過電視、廣播電台強力行銷旗下藥品，無論實際效果如何，一些品牌成藥已深植人心，打入一般家庭。臺灣田邊製藥贊助的素人歌唱競賽節目「五燈獎」，甚至帶動當時的流行文化。這個時期也是連鎖藥局初具雛形的階段，藥商透過經銷體系的串連，建構出龐大的藥品通路。[14] 這個過程中，企業的銷售創意走進社會生活，甚至演變為流行的次文化。

1980 年代，我國藥業進入行銷崛興時期（1980-2000）。由於分子生物科技的飛躍式進展，生技製藥成為全球藥業最新的發展趨向，不僅歐、美大力投入，東亞各國也積極發展。[15] 臺灣政府在 1982 年將生物技術列入「八大先進科學技術」，大力推動生技製藥產業，同年公布優良藥品製造標準（Good Manufacturing Practice, GMP），並於五年後施行，成為我國藥品產製的重要里程碑。[16] 除了支持製藥基礎研究，政府也在美國的商貿壓力下改革藥品專利及臨

[14] 陳琮淵，2008，〈企業史料：淺談臺灣田邊製藥與《良藥通訊》〉，《臺灣企業史資料庫電子報》2，http://bh.nccu.edu.tw/epapers/epaper002.html#context_3_1。

[15] 翁啟惠，2007，〈生技醫藥產業在臺灣的發展〉，《臺灣經濟論衡》，5(8) ：3-23。

[16] 臺北市銀行經濟研究室，1984，《臺灣區製藥工業調查報告續篇》，臺北：臺北市銀行經濟研究室，頁 11-14。

床試驗法規，在此同時，本地藥商的行銷及組織能力也漸趨成熟，擺脫只能跟隨外商腳步的宿命。在行銷方面，此時期藥業最大的變化是將西方的行銷管理理念應用在實際經營、管理上，取代為人詬病的宴飲、抽佣等不良手段，凝聚藥品行銷正派經營、專業競爭的社群共識。此一發展既受到1970年代末以來，大型醫院崛起，醫療院所藥品議價能力大幅提升的影響，也來自許多熱心而富遠見的藥業先進重回校園（如政大、臺大商學院開設的專班）進修國外的行銷及管理知識，並開始籌創公、協會，將吸收到的新知及個人實戰經驗，轉化成符合國情及本地市場的行銷策略擴散出去。這些發展，推促了臺灣藥品的經營主流從傳統的「販售」（selling）向「行銷」（marketing）大步邁進。

1994年「加強生物技術產業推動方案」的推動及隔年全民健保的施行，再次改寫臺灣製藥產業的發展形態，製藥技術及健保藥價成為藥業發展的主要關鍵。自健保實施以來，醫院用藥占藥廠營業額的比重不斷提升，在生存的壓力下，傳統藥廠也開始尋求轉型及新的出路（如經營保健食品及藥妝），1997年醫藥分業正式實施後，藥品行銷的市場結構也隨之重新洗牌。面對這些變化，藥品產銷需要的不只是在行銷面上的創新，也取決於組織資源與行政效率的提升。因此除了藥品的專業知識外，行銷者的管理智能及投資佈局是否能與國際接軌，就成為成王敗寇的關鍵。

千禧年以來，臺灣製藥產業邁入全方位經營的發展時期。臺灣在2002年加入WTO，製藥業面臨更激烈的全球競爭。在全球佈局考量下，臺灣並不具有廣大的市場、低廉的勞動力等條件，必須以其他方式與全球製藥產業價值鏈接軌，以提升自身的競爭力。考慮臨床試驗及藥品生產條件，許多具有創新能力的藥廠以併購國外藥廠的方式取得品管、查驗登記及國際行銷經驗；也有藥廠赴美國設廠以利擴展國際市場，同時以策略聯盟方式，投資國外研發機構，引進新藥開發技術，自行研發縮短開發時程等方式朝全球化的方向邁進，而逐漸呈現多元模式。[17] 全球化影響下，藥界的「藍海」（blue ocean）已不再侷限於傳統的藥品行銷，而是走向智慧產權的經營及異業結盟整合。[18] 特別是面對中國崛起所帶來的機會及挑戰，藥業能否妥善利用既有的制度領先及經營優勢，尋求切入新興市場的發展模式，考驗了臺灣對外接軌的準備及能力，也是許多臺灣廠商的成長機遇。

國內市場條件的惡化，也使廠商跨國界、跨領域及跨制度的行銷策略更行迫切。首先，近年來全民健保之財務危機，致使健保局採取一連串的節流措施，限制醫療費用之成長，更以總額預算來框限整體醫療費用。因支付制度之先天條件不良，加上為填補總額核算後點值之折扣，醫院加劇了對藥品議價及擴大折讓幅度。健保局再依醫院藥品之實際購入價，循一定公式調降藥價，如此惡性循環下，就造成了藥價連連降（年年降）之噩運。[19] 在此同時，政府對藥品品質之要求日益提升，從 GMP、cGMP、PIC/S（Pharmaceutical Inspection Co-operation Scheme）、安全包裝等諸多規範，使業者需投入鉅額資金；這兩大壓力迫使藥界謀求轉型、變革之道。其主要策略轉型見諸以下各端：（1）產品方面：參與新藥研發及臨床試驗、切入店頭藥品（Over the Counter, OTC）市場、

---

[17] 陳琮淵、王振寰，2009，〈臺灣的生技製藥產業：發展、創新與限制〉，《臺灣社會學刊》，43：159-208。

[18] 如大型連鎖藥局的興起等，參閱謝幸燕，1999，〈藥品生產的制度化——制度、組織與消費慣行的互動〉，臺北：臺灣大學社會學研究所博士論文。

[19] 賴宗成，2011，〈藥價連連降，藥界因應之道〉，《首都藥訊》，30：4。

將處方藥轉移為店頭藥品、健康食品、醫美、瘦身產品等。（2）經營方面：求取併購或策略聯盟來擴大經濟規模、公司內部注重流程改善，尤以合理化流程以利全面 e 化，導入營業業務力效益（Sales Forces Effectiveness, SFE）、顧客關係管理（Customer Relationship Management, CRM），達致深耕市場。（3）人力資源：鼓勵優退、績效管理、培育人才、提升員工自主性。（4）市場策略，店頭藥品市場之經營雖有別於處方藥，但也因健保制度下，醫院之慢性病處方箋釋出及部分負擔之差異而受影響。由於部分病人回流至藥局，使得許多致力於藥品、保健食品推廣之廠商，在市場上大有斬獲。

第二節 ▶ 藥業發展的構面

企業史家高家龍（Sherman Cocharan）在近著《中華藥商：中國和東南亞的消費文化》[20]一書中問到：藥品消費文化的擴散機制及推動力量是什麼？藥商顯然是他心中的答案，他指出：華人藥商作為本地藥業發展及相關消費文化的關鍵仲介者，在資金及技術處於劣勢的情況下，更著力於透過銷售組織及宣傳手法的創新，克服政治（法規）阻礙，擴張商業版圖，在與西方藥廠競爭的同時也促進了西方醫藥的在地化。他在書中明確的指出，要瞭解藥品消費文化的形成，我們必須到歷史裡面找答案，關注制度及個體互相形塑的過程。

《中華藥商》以企業（組織）、企業家及創業活動為中心的視角，挑戰了過去學界高估廿世紀國家（中國及東南亞殖民政府）對

[20] Cochran, Sherman. 2006. *Chinese Medicine Men: Consumer Culture in China and Southeast Asia*. Cambridge: Harvard University Press.

藥業管控能力的看法。我們認為，將此一觀點移置於當代臺灣的藥品產業研究脈絡下，同樣具有高度的啟發性。這是因為相關研究多將焦點置於發展型國家（developmental state）如何扶植產業，從政策及政治（民主化）的角度，來解釋1980年代以來臺灣藥業的（不）發展及困境。若將視野放寬則不難發現，國家對藥業所實施的管制其實是在摸索中漸進的，無疑是「摸著石頭過河」。而藥商的存活與競爭力，除了回應國家的要求，更來自本土化的行銷方式及通路的建立，具體的說，就是改變國家及消費者對於西方醫藥的態度（及使用習慣），同時創造藥品流通管道。與高氏研究的近代中國與東南亞有所不同的是，臺灣地理幅員及市場規模有限，藥商投注更多心力在適應法規的變動，而非穿越政治邊界的阻礙。另一方面，臺灣的案例也顯示，本土藥商與西方藥廠未必只是純然的競爭關係，前者的創新，很多是學習改造自後者先前的經驗。

相較於其他國家與華人社會，臺灣藥業的「血緣」顯得相當複雜，既受到中國、日本及西方各國的影響，發展途徑也向各種治療領域及商業模式擴展而趨多元。探討臺灣藥業發展的特殊性，除了歷史事實的整理外，也必須回歸到特定時期的社會背景。具體言之，即考慮民眾社會經濟水平、接觸藥品的管道及所衍生出的用藥習慣等。例如，在日治時期，一般民眾無力負擔上醫院就診的費用，加以交通不便及當時成藥廣告流行，造就了「寄藥包」方式的盛行。又如隨著經濟成長及公衛條件改善，人們健康的隱患，由營養不良變成營養過剩，疾病的困擾也從感染變成「三高」，這種社會生活形態改變對藥業的影響，具體反映在各個時期暢銷藥品的變化上（見表1-1及附錄三）。

表 1-1　臺灣各時期暢銷藥品匯整（1950-2000）

1950s’	Sulfa drug（磺胺類藥物；制菌劑）、Penicillin（盤尼西林；抗生素）、Vaccine（疫苗）
1960 s’	Pentrexyl（汎妥黴素；抗生素）、 Lincocin（林可黴素；抗生素）
1970 s’	Tagamet（泰胃美；消化性潰瘍用藥）、Zovirax（熱威樂素；單純性疱疹感染用藥）、Losec（樂酸克；消化性潰瘍用藥）
1980 s’	Adalat（冠達悅喜樂；高血壓用藥）、Claforan（可活能；抗生素）、Mevacor（美乏脂；降血脂藥）、Capoten（刻甫定；高血壓用藥）、Cozaar（可悅您；高血壓用藥）、Prozac（百憂解；抑鬱症、暴食症、強迫症）
1990 s’	Taxol（紫杉醇；癌症用藥）、Aricept（愛憶欣；輕度至中度阿茲海默症用藥）、Norvasc（脈優；高血壓用藥）、Viagra（威而鋼；壯陽藥）、Botox（保妥適；眼瞼痙攣、半面痙攣、局部肌肉痙攣症用藥）
2000~	Avandia（梵帝雅；降血糖）、Xenical（羅氏鮮；減肥藥）、Lipitor（立普妥；降血脂藥）、Tamiflu（克流感；流感用藥）

資料來源：莊俊三提供

我們認為，藥品行銷在臺灣社會文化脈絡下的演進，主要由以下三個彼此獨立，卻又相互影響的構面（如圖1-1 所示）互動而成。

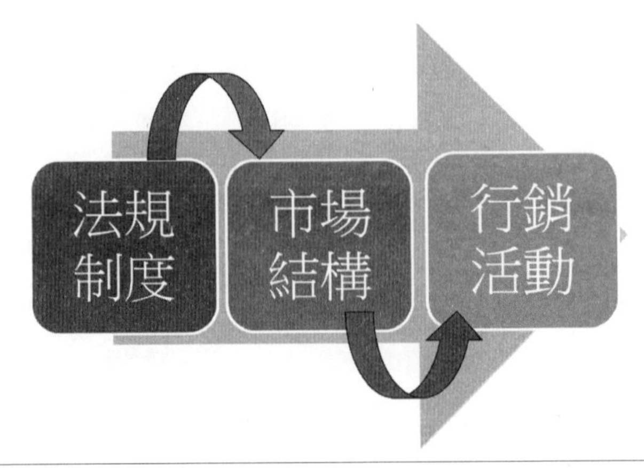

圖 1-1　臺灣藥品行銷的分析構面

資料來源：作者陳琮淵繪製

第一個構面是**法規制度**，包括社會保險、藥事、專利、招標、廣告及臨床試驗等與藥品行銷相關的法律及制度規範，法規制度框定了藥商活動的範圍及方式，同時也反映了國家如何介入，以及特定時期藥業發展的國際潮流。

第二個構面是**市場結構**，市場是指藥品行銷活動發生的場域，包括醫院、診所、藥局等，結構則是產業的組成及競爭情況，涵蓋營收、市占率等上、下游關係等，依用藥規範及行銷模式差異，又可區分為處方藥（含學名藥）及店頭成藥市場。

第三個構面是**行銷活動**，也就是藥業社群在特定時期回應社會、法規及市場需要，而出現的主流營銷行為，如促銷、廣告及通路的革新等。

上述構面在歷史的發展過程中彼此連動，因而在分析上不可偏廢或過於強調單一因素的影響。例如，國家在政策及法規制度上的引導固然重要，但仍不可過於高估。所謂「上有政策，下有對策」，對廠商而言制度既是挑戰，同時也帶來發展機會。忽略臺灣市場及行銷活動的特性，將難以解釋為何部分廠商發展的更好，有些則隨著時間被市場淘汰，較為周全的解釋，應該關照臺灣藥品市場的變化，以及行銷概念在各產業領域的傳播與實踐。我們指出，藥業人士除了積極配合政策，也在專業化及市場動態上投注心力，發展出獨特利基，以及跨制度（地區、國家）的生存、成長的路徑。讀者將不難在本書提及的個案中發現，臺灣藥品行銷的經營者秉其專業與使命感，回應制度要求及市場脈動，在技術面不斷精進，經營面開發各種通路及合作平台。

通過以上三個構面（表1-2），將更能掌握臺灣藥品行銷在各時期的不同形貌，及其變遷的方向與動力：

表 1-2 臺灣藥業發展的歷史分析

	匱乏依賴（1959 年以前）	銷售導向（1960-1980）	行銷崛興（1980-2000）	全方位經營（2000 年以來）
社會環境	醫藥資源匱乏、密醫行為猖獗	公衛改善，就醫管道增加	經濟起飛，文明病困擾民眾生活	高齡化社會、網路發達、健康資訊普及
市場結構	封閉落後、賣方市場	診所（開業醫）為主體、成藥廣告風行	大型醫院、連鎖藥局崛起	市場結構受限於醫療預算，全球競爭
法規制度	藥品進口管制、外貿配額	公、勞保漸次實施、藥品系統性聯標	GMP、健保實施、推動生物技術發展	cGMP、PIC/S國際接軌、藥事法規、二代健保改革
行銷活動	「寄藥包」、「賣藥團」	普羅帕（Propa）與五燈獎	鎖定大型醫院，以醫學會為主要推廣模式	鎖定目標市場、多元化行銷模式
商業文化	賣方市場	銷售至上	專業行銷	顧客導向

資料來源：作者陳琮淵繪製

產業發展是歷史演進的產物，也受到社會環境的影響，藥品行銷亦然。本書以藥品行銷行為為中心，嘗試記錄、探討臺灣醫藥發展之一些面向。我們將指出，透過行銷創意及組織變革等方式，臺灣的藥品行銷產業與外在環境條件的共同演化，鎔鑄成獨特的商業文化。這樣的發展乃是個人（企業家）與制度、組織（企業）與市場、經濟與社會長期不斷地彼此互動而成的一種社會模式。更具體的說，就是臺灣藥業主流企業價值及發展模式的結晶，生成於相關行為者的互動，並在不同時期隨著外在制度條件的改變而產生程度、方向不一的改變。本書的宗旨，即在於結合歷史與社會的分析，呈現臺灣藥品行銷產業的變貌。

匱乏依賴（1959 年以前）

臺灣為一海島，早年發展受殖民方略及國際情勢左右，米糖如此，醫藥亦然。臺灣的藥業，既有一衣帶水的中華傳統醫藥淵源，更為西方醫學、藥學體系的引入而重新模塑，奠定近世發展的基礎。西方醫學及藥物雖由傳教士帶入臺灣，然而傳播卻相當有限，也因附屬於傳教所需，流於應急，未成體系。因此，臺灣藥品（西藥）的流通、製造及產業化，實發軔於日本殖民統治的年代。後因二次世界大戰對社會發展及醫療建設的破壞，又逢國民政府轉進來臺的法規制度，製藥企業進入整併過渡時期。總體而言，在 1959 年以前，臺灣藥業處於資源匱乏，依賴進口的狀態。

移民由大陸輾轉傳來的中醫藥是清代臺灣疾病治療的主要途徑。到了日治時期，主事官員歧視華人傳統的中醫、中藥，將之視為無療效且不科學的落後社會象徵；除了持續打壓中醫藥，日本殖民政府也積極推動西方醫藥，使得過去傳教士為宣教而引入的現代醫療及西方藥品，更廣泛地被普羅大眾所認識及接受。在殖民地臺灣，日本產製的成藥開始取代中草藥及求神問卜，成為臺灣人治病的新興選擇。日治時期販售成藥的藥房稱為西藥房，由於大部分的西藥房接受民眾的處方調劑，且收費比醫院、診所便宜，許多民眾會捨醫院而到藥房「包藥」，甚至是使用「寄藥包」的成藥。

日治時期為臺灣藥業發展的草創時期，然而在知識技術落後、殖民政府扶植日資製藥會社的環境下，臺灣人士參與藥品相關行業的空間相當有限。

在引入西方醫藥的過程中，日本殖民政府又獨尊醫學，對藥學發展不甚重視。當代臺灣藥學、藥業發展的不利處境，亦可溯至日治時期起當局之藥學教育建置不足、藥劑師執業政策搖擺不定。這點由二戰前，臺灣總督府醫學校、臺北醫學校、臺灣帝大醫學部等主要醫藥教學、研究機構，皆未設置藥學科系；總督府亦未開辦任何藥學訓練與執照考試的事實中可見一斑，臺灣也是從此出現藥學在學科專業及實務場域上淪為醫學附屬的怪現象。日治時期，法規要求藥事執業者必須是藥學專門科系或學校的畢業生，但因臺灣缺乏藥學專業教育建置，亦無藥劑師考試制度，習藥需遠赴日本，1930年代中期時，臺灣留日藥學生已達二、三百人之譜。自日本學成歸國的藥劑師既是社會菁英，也是臺灣藥學、藥業發展主力。其中不乏從事藥品代理進口、開設藥局，自行成立藥學研究機構者。戰前到日本名古屋、長崎、歧阜等藥專深造的合格藥劑師，有不少成為臺灣本土藥品代理先行者；甚至1970年代以前，藥劑師公會理、監事會成員，多具有日本藥學學位或日商駐臺出張所背景。

另一方面，日治時期「重醫輕藥」的社會風氣成形，藥品被視為醫師的收入來源之一，醫藥分業在當時的時空環境下幾乎難以想像，藥事人員只能扮演類似藥品進口商、推銷員的角色，不易建立專業形象及社會地位。[1]二戰結束後，臺灣藥品的消費以一般家庭常備藥為主，使用需經醫囑的處方藥品並不普遍。當時日本藥廠技術領先、資本雄厚，又有醫學院所傳承的優勢，主導臺灣藥品市場的情況一直延續到1960年代。反觀同時期的臺灣本地藥廠中，只有少數幾家從事簡單的西藥製造及分裝（見表2-1），加上法規未明，黑市猖獗，仰賴外援，成為臺灣藥業草創之初的發展基調。

表2-1　日治時期主要臺資藥廠及相關業務

製藥廠	創設日期	設廠位置	主要業務
三元藥行	1927	宜蘭縣	一般製劑
東西製藥廠	1922	臺北市	一般、中藥製劑
臺灣葡萄糖	1940	臺北市	葡萄糖液
厚生製藥廠	1939	彰化市	一般、中藥製劑
龍泰製藥廠	1941	彰化市	一般製劑
三和藥廠	1942	彰化市	一般、中藥製劑
顏財製藥廠	1929	彰化縣	中藥製劑
神聖製藥廠	1932	彰化縣	中藥製劑
德安藥房	1932	彰化縣	中藥製劑
逢茂堂老藥舖	1931	臺南市	中藥製劑
關東製藥廠	1943	臺南縣	中藥製劑
仁安堂製藥廠	1943	臺南縣	中藥製劑
五洲製藥廠	1940	高雄縣	一般製劑

資料來源：吳秋儒，2012：54

[1] 皮國立，2008，《當中藥碰上西藥》，臺北：臺灣書房，頁15；吳秋儒，2012，《臺灣古早藥包》，臺北：博揚文化，頁44-45。

第一節 ▶ 藥業、藥政的引進與承襲

清代臺灣西藥並不普及，遑論藥政、藥事治理。根據臺灣總督府的統計，1920年時，臺灣本土的「藥種商」雖有三千多家，但大部分是中藥店，真正經營西藥者屈指可數。本節以日治及光復初年為中心，探討藥業法規發展演變，及其對藥品市場的影響。殖民體制下的醫療資源不足，且在地理分布上過於集中，藥事人員缺乏專業訓練及生涯前景，皆不利於本地藥業的發展。於是乎，大多數本地藥廠缺乏資金、難成氣候，不具生產處方藥品的能力，以代理美、日藥品、家庭式工廠仿製舶來成藥為主。這些因素都是形塑臺灣藥品市場及民眾用藥習慣（廟口賣藥、寄藥包的盛行）的重要歷史背景。

日治時期，針對藥品販賣及藥事管理，臺灣總督府陸續頒訂多項法規。1896年6月的《臺灣藥品取締規則》是日治時期藥業、藥事管理的主要大法。1900年9月公布並命令各地方府廳制定《臺灣藥劑師、藥種商、製藥者取締規則》施行細則，委由地方自行管理。該法將藥事人員做如此界定：「藥劑師得從事藥品之製造及販賣。藥種商為從事藥品販賣者稱之。製藥者乃從事藥品製造而兼販賣自製藥品者稱之。」在藥商的管理方面，《臺灣藥劑師藥材商取締規則》則規定，凡持有日本藥劑師許可執照或臺灣總督府之藥劑師許可證者，皆得為藥劑師；藥劑師開業時，應設定開業地點並附上許可證，並呈報該地方官廳。[2]然而，當時臺灣藥品原料仰賴日本或其他地區輸入，臺灣人鮮少從事製藥產業，合格的開業藥劑師也

---

[2] 藥政簡史編輯委會員，2011，《藥政簡史》，臺北：行政院衛生署食品藥物管理局，頁157。

不多。綜觀日治時期，臺灣藥劑師執業人數僅由1897年的30人成長到1942年的355人，其中府立病院43人，公立病院7人，政府機關48人，開業257人。[3]

其後，日本殖民政府又陸續頒布《藥劑師法》（1925）、《臺灣藥劑師法》（1928）及《藥事法》（1943），不斷加強對藥事的管理。依照這些法令的規定，只有藥劑師所主持的「藥局」才可販賣所有藥品及針劑，不具藥劑師資格者所開設的「藥房」則僅能賣一般成藥（便藥）。曾任臺灣省藥劑師公會理事長的葉水石便回憶到：「那時臺北的藥局少，我開的藥局有很多日本人顧客，也有日本人開的藥局……當時的法令區別『藥局』為『藥劑師』所主持。藥劑師與非藥劑師地位差很多。『藥局』所有藥都可賣，而『藥房』則一般人都可以開，但注射藥等醫藥品不可賣，只能賣『便藥』，也就是成藥。」[4]日治時期雖規定藥品之買賣需由專業人士從事，然而在實務層面，一則准許一般開業醫師皆得兼設藥局，自行調劑給藥，二則總督府並未在臺設立藥學相關科系，也沒有辦藥劑師資格考試，臺灣人成為藥劑師，必須遠赴日本藥學專校深造，藥劑師人才十分稀少，聘僱不易，乃採限制經營性質及營業範圍方式來擴大參與，造成制度上的模糊地帶，也連帶限制了臺灣藥業的獨立地位及發展空間。[5]

光復初期，臺灣藥業多承襲日治時期的建置，僅變更了行政層級的名稱。行政長官公署民政處衛生局成為全臺最高衛生行政主管機關，局長由經利彬擔任。衛生局除負責接收日人之衛生醫療機構

[3] 范佐勳等編，2001，《臺灣藥學史》，臺北：財團法人鄭氏藥學文化教基金會，頁17。
[4] 范佐勳等編，2001，《臺灣藥學史》，臺北：財團法人鄭氏藥學文化教基金會，頁175。
[5] 吳秋儒，2012，《臺灣古早藥包》，臺北：博揚文化，頁47。

外，並開始規劃推行臺灣地區公共衛生。張國周為第四科主管，該科一方面以日治法規為底本，審酌實際情形，制訂藥政管理方針，同時也著手整理製藥許可執照換領及申請事宜。1947 年，臺灣行政長官公署改制為省政府，衛生局擴充為衛生處，首任處長由顏春輝博士出任。由第三科掌理醫藥人員之管理訓練，及藥、械之配發供應等事項，並設專「股」辦理藥商及藥品行政管理事宜。[6]1949 年後若干大陸藥廠隨著國民政府來臺，中國化學、永豐等製藥廠也紛紛成立。當時臺灣藥廠缺乏研發能力，法令又規定引進、製造之藥品需有處方依據，許多藥廠以日本的藥典為依據，生產類似產品。在此情況下，國產廠的藥品實難與日系藥廠抗衡，遑論出口外銷。[7] 1971 年 3 月 17 日行政院衛生署成立以前，藥品許可證由內政部衛生司審理、發證，臺灣省衛生處實際上綜理全臺各項公共衛生及醫療計畫。

當時藥廠的藥劑師多由日本完成藥學訓練後回臺服務，臺灣民眾對日本藥品亦已產生信任及好感，所以臺灣早期的藥品製造調劑也樂以日本藥典為依據。

臺灣省衛生處執掌臺灣衛生事業的年代，延續日治時期的管理觀點，所施行的《臺灣省管理藥商辦法》，依負責人身分來區分「藥局」與「藥房」；藥局負責人須具有藥劑師或藥劑生資格，而且要申請執業登記，藥房負責人可以不必是藥劑師或藥劑生，但必須聘請藥劑師或藥劑生當管理人，也一樣需具備執業登記，並以販售成藥為限，不得兼營調劑配方、製造、批發、輸出或輸入。簡言之，藥房只可銷售成藥，不可販售醫師處方用藥；藥局則可販賣處方

6 范佐勳等編，2001，前引書頁 18-19。

7 藥政簡史編輯委會員，2011，前引書頁 38。

藥，但需有醫師處方才能為之調劑。[8]

因主管機關法令之不完備及治療管道不足，「寄藥包」自成一個民間自我醫療體系，部分滿足了1950-1970 年間臺灣醫療服務的需求。政府發現相關情況後，即逐步推動改善措施，以下兩項法令的頒布，可見政府正在摸索如何整頓藥業。首先是《臺灣省管理藥商辦法》，對藥品之輸入及製造依臺灣省查驗成藥辦法之規定執行。1949 年起，藥商進口藥品需先向內政部辦理查驗登記，經核准始得輸入，國產藥品之查驗登記，則需經臺灣省衛生處審查。[9]然而，某藥界耆老的經驗是：「那時藥品登記只要設計的處方有依據，主管機關看一看、審一審就批了……跟現在的標準不可同日而語，最早是跟內政部衛生司下面的藥政科申請。」[10] 其次，鑑於報紙、廣播等各種媒體在當時是民眾接收資訊的主要管道，廣告更是藥品銷售的命脈，廣告資訊對消費者藥品購買行為有決定性的影響。臺灣省政府頒行《臺灣省管理醫藥廣告辦法》，規定醫藥廣告必須經過當地衛生主管機關審查核准後，才得以載播，違者以行政執行法開罰。[11]

1950 年間，有關單位對於藥品販賣業之管理，欲採逐步淘汰不合格藥廠之方式處理，交由各縣、市辦理短期西藥訓練班，受訓、結業者核准其為「臨時西藥商」，經營西藥販賣，然而此一作法未能達致原先目標，反而使「無照藥商」大量增加，造成管理上的灰色地帶。直到1952 年11 月1 日，中央才令各縣、市衛生院暫停發給藥品零售商執照。[12]

---

8 藥政簡史編輯委會員，2011，前引書頁158。

9 范佐勳等編，2001，前引書頁131。

10 劉秋生訪談紀錄，2012 年1 月5 日，頁3-4。

11 藥政簡史編輯委會員，2011，前引書頁138；142。

12 范佐勳等編，2001，前引書頁23。

戰後百廢待舉時期，除製藥原料魚肝油外，其他藥品均甚為不足，鑑於醫療藥品缺乏，自1953年起，在「建設臺灣，發展工業」的總體經濟發展方略下，政府為達到藥品自給自足的目標，積極鼓勵設置藥廠，中、小型藥廠一時林立，1950年代中期到1960年代中，乃成為我國藥廠家數成長最快的時期之一。依當時規定，規模及資本額較大之藥廠需向經濟部或臺灣省建設廳登記，規模較小之藥廠則按小型工廠向當地縣、市政府登記。惟大部分藥廠僅生產家庭用藥，廣告誇大不實，品管不嚴，嚴重影響國民生命安全。為進一步規範藥業亂象，工業委員會於1955年舉辦藥廠調查，1957年美援會為瞭解臺灣製藥廠設備及生產情形，商請Glemn Holder來臺調查，評斷分級；嗣後復於1959年7月至9月時，由經濟部邀請省衛生處、建設廳、衛生試驗所、國防醫學院、臺灣大學及專家組成製藥工業調查團，共調查藥廠177家，並加以評定。

在藥學教育方面，在藥界人士奔走下，國防醫學院藥學系於1949年在臺復校，[13]1953年臺大藥學系成立開始招生，這兩校是臺灣早期專門培育藥師的高等學府；1957年高雄醫學院設置藥學系，隔年中國醫藥學院設置藥學系，1960年臺北醫學院成立藥學系，此後臺灣藥學教育漸上軌道，減緩藥業人才之不足，但仍無法應急，所以政府採變相通融方式，設立西藥種商及兼營零售之乙類成藥商的措施，這種作法並未從制度上解決藥劑師人力缺乏的問題，反倒加深市場混亂的情況。

光復初期，臺灣藥政仍未步上軌道，藥業市場紛亂無序，無照藥房林立。民眾用藥失去保障，由1958年臺灣流行性感冒席捲所

---

[13] 參閱葉永文、劉士永、郭世清，2014，《國醫百年，源遠流長——國防醫學院院史正編》，臺北：五南。

引發的藥品搶購熱潮可見一斑。

1958 年，臺灣發生第一次流行性感冒，當時市面上感冒相關藥品被一掃而空，甚至陰錯陽差地拯救了臺灣某些藥廠之經營及財務困境。張天德回憶到：「當時，全省只要有感冒藥，掃得光光的，有錢買不到貨，不管是過期的或發霉的。美國有一個叫做百飛靈（類似百服寧）的藥銷路很好，就是 aspirin（阿斯匹靈）加 aluminum-hydroxide（胃乳片），當時臺灣還沒有商標或是專利的概念，我與明華藥廠老闆兩人做了一點研發改良，就去生產了，完全一樣！當時還沒有雙層錠技術，我們就只是把它混合在一起打錠，這個做法有沒有效果？有，但是三四個月後就慢慢的長毛，因為酸性出來了，變成像是水晶柱……最後不敢做了！」[14]

第二節 ▶ 戰亂與管制下的市場亂象

日治時期，臺灣只有樟腦、金雞納及古柯等藥用植物的栽植，而沒有製藥能力，所需藥品大都自日本及其他國家輸入，日商可謂主宰了日治時期乃至於戰後初年的臺灣藥品市場。多數醫院、診所使用日系藥品，藥廠沿用日本藥典，生產廉價的維他命、胃藥、感冒藥、鎮痛劑等。

以化妝品聞名的資生堂，起初也是藥局。資生堂容許其他藥局以「暖簾」（印有商店招牌的門簾）的方式掛名成為分店。1896 年，中田銀三郎落腳臺北，在重慶南路開起「資生堂藥舖」，販售東京資生堂的化妝品、牙粉、亞磷酸、絆創膏、寒熱丸、面速力達姆等

[14] 張天德訪談紀錄，2011 年 9 月 16 日，頁 4-5。

百餘項西藥，也兼賣眼鏡、手錶等。資生堂臺灣販賣株式會社成立於1937年4月，隨著日本戰敗而撤資，1957年，資生堂才重現臺北，成為其海外的第一個據點。[15]

1931年，日商臺灣武田藥品會社、醫療品生產會社、臺灣生藥會社、化研生藥會社、熱帶化學工業會社、化學藥品會社、塩野義製藥會社、木村製藥會社、南進公司、臺灣醫療物資會社、資生堂藥舖、烏來製藥工廠、星規那產業株式會社等，受日本軍方之委託在臺設立臨時工廠，供應戰區藥品，僅臺灣武田藥品、臺灣生藥會社較有規模。

臺灣自1938年起，開始提煉魚肝油，魚肝油是製藥原料之一，二戰期間受到日本軍部的嚴密管制。戰後協隆興維他命廠、三生魚肝油廠、維和公司、東洋化學廠相繼成立，大量提煉魚肝油，當時來自上海製藥廠之訂單源源不斷，供不應求，一直到兩岸完全隔絕為止。除了魚肝油外，國、共大戰期間，上海、廈門、廣州等地的藥商都來臺灣訂製藥品，由支付貨款的紙幣或銀幣必須用布袋裝妥到銀行秤重計算，可見當時供不應求的盛況。[16]

日治時代藥品不易取得，上醫院看病的開銷相當昂貴，小病多上藥房買藥，大病則求神問卜，聽天由命。當時藥劑師人數有限，成為市場寵兒，不少藥劑師租牌給多家藥房，坐收可觀收入。據所悉，1948年時，臺灣全省私人製藥廠計有24家，臺北的民營藥局約18-20家左右。

在此背景下，除了洪木火（厚生製藥）、陳茂通（乾元藥行）、林金枝（中米藥房，1947年更名為「中美製藥廠」）、張日通（日

---

[15] 陳柔縉，2012，《舊日時光》，臺北：大塊，頁14-15；19-20。

[16] 范佐勳等編，2001，前引書頁197；199。

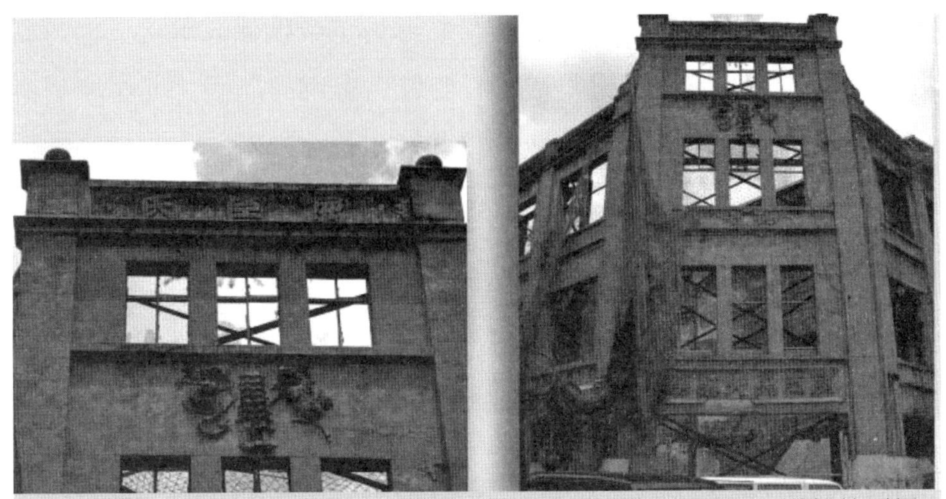

照片2-1　紅極一時的屈臣氏大藥房今觀（臺北市藥師公會60週年特刊編輯小組提供）

通堂藥房，為明通化學製藥的前身），及張國周（資生中西藥局，1952年成立張國周製藥廠）等藥劑師開設的藥局附設小型製藥所，臺灣人開設的家庭式藥廠，如東西製藥廠（1922）、臺灣葡萄糖（1940）等，多半設備簡陋，規模有限，所生產的藥品實在難與日資藥廠競爭，僅能從事藥品分裝及簡單配製。於此同時，臺灣人亦代理、販售各國藥品，如丸三大藥房、屈臣氏大藥房等。[17] 其中位於臺北迪化街的屈臣氏大藥房（照片2-1）在日治時期便取得香港屈臣氏授權，其他藥房買不到的「香港保濟丸」、「白鳳丸」、「西瓜霜」及「濟眾水」等家庭漢方常備藥，皆成為屈臣氏的暢銷貨。[18]

光復後，行政長官公署接管日人藥廠，成立臺灣醫療物品公司，然資金有限，業務難以開展而陸續出售廠房，僅保留苗栗、新營製藥廠和金雞納農場，並於1950年宣告裁撤。1945年後日商隨

[17] 吳秋儒，2012，前引書頁80。

[18] 藥政簡史編輯委會員，2011，前引書頁160。

軍撤退時，多將經營權及設備轉予臺籍員工或關係人承接。當時製藥工業基礎未立，藥品之供應十分吃緊，臺灣藥廠多半是承襲日本技術及設備的小型家庭式工廠，也有留日臺籍藥劑師，將日本所學的技術，在艱困的環境中創業，因陋就簡，勉力維持，且產品種類亦為有限。

光復幣值大幅波動時，南部的醫師甚至必須攜帶大量現金來臺北買藥，小藥廠要買原料，也得背著一大布袋的現金到藥廠門口排隊，所謂「巧婦難為無米之炊」，缺乏藥品將使醫師難以執業，也因此，早期的醫師很重視與藥商、藥廠建立關係。

大多數藥品仍仰賴進口，每年耗費大量外匯。李天德的傳記便提到當時：「有機會出國或旅居海外的人，常會購買各種常用藥品，隨身攜帶或是寄回家鄉供親人使用；比較有錢的人則是自備外匯，大量購置藥品，囤積使用或是賣給身邊有需要的人；而有通路的人更會大筆採購，做起藥品進口買賣生意」。[19]

又，黑市上假藥暴利可觀，抗生素偽藥氾濫最為猖狂，一些不肖的貿易商取得合法代理權，進口一、二批藥品後，便偽冒生產。假藥充斥源於市場需求孔急及法規管制鬆散所致。由於國內幾乎沒有原料藥廠，必須仰賴進口商供應，加之當時製藥原料只要有檢驗證明文件即可從各國進口，取得原料藥後簡單加工即可獲利數倍，挺而走險者屢禁不絕。《藥政簡史》指出，光復初期，因對外貿易尚未恢復，藥品供應失調，偽藥大量出現，這類藥品多半不具有效成份。1950年到1955年的偽藥則是有主成份但含量僅及一半，或以其他成份混充，1960年代抗生素類藥品問市，被視為萬靈藥，偽

[19] 黃靜宜、曾玉明、張耀懋著，劉士永審訂，2013，《無界花園：李天德的逐夢人生》，臺北：中國生產力中心，頁81。

藥形態轉為以本地品質不良的冒牌貨搶占市場。[20]

戰後日商撤退，接手的臺灣商家向政府辦理藥品登記，市場上開始有日系藥品流通。1945-1949 年間比較知名的臺人藥廠如下：（1）維和公司化學工廠：自製機械膠囊生產魚肝油；（2）五星製藥廠：由林隆興藥劑師創立於 1946 年，生產葡萄糖、維他命、解熱藥等，當時臺大醫院、鐵路醫院、糖廠醫院都向其購藥。1949 因政治避諱改名為「信興製藥廠」。林隆興 1940 年代初期曾赴香港的美資製藥廠發展，又因其明治藥專畢業的背景，與日本武田、塩野義駐香港分公司主管（林氏於明治求學時的學長）往來密切，因此能兼習日資及美資藥廠的經驗；（3）南光新藥廠：1946 年 2 月由鄭祥祈（明治藥專）藥劑師及葉水石藥劑師合夥開設，生產葡萄糖及藥級鹽酸；（4）中國藥材公司：1946 年 5 月由林玉�藥劑師（長琦藥專）開設，製造固酊、杏仁咳嗽藥、合成製造醋酸鉀；（5）恒信化學製藥廠：創於 1946 年 4 月，製造葡萄糖、林格爾液（Ringer Solution）之針劑、生產水楊酸鈉、維他命注射液，1947 年擴廠後生產蒸餾水、氯化鈣等產品，1950 年改組，由鄭水金藥劑師（名古屋藥專）經營；（6）信東兩合公司製藥工廠：創立於 1945 年 11 月，創立之初專製葡萄糖針劑「美達研」（Vitagen），該藥廠專營安瓶針劑及醫療理化儀器。[21]

此外，戰前就在上海、香港等地經營紡織與藥品的大陸商人，代理許多歐、美的藥品（如唐誠代理德國先靈、美國默克等）。這些藥商團結性強，行規嚴密且強調師徒制。剛入行的學徒必須從看門顧店、搬貨送貨開始，一步步掌握各種相關知識才能獨當一面，

[20] 藥政簡史編輯委會員，2011，前引書頁 139。

[21] 范佐勳等編，2001，前引書頁 11；68；195-199。

自立門戶。西藥幾乎皆為舶來品，無論是歐、美或日系藥品，都不可能有技術及銷售支援，原廠只附簡單說明書，代理商除了翻譯仿單外，多憑經驗或另找資料向顧客說明藥品的特性。

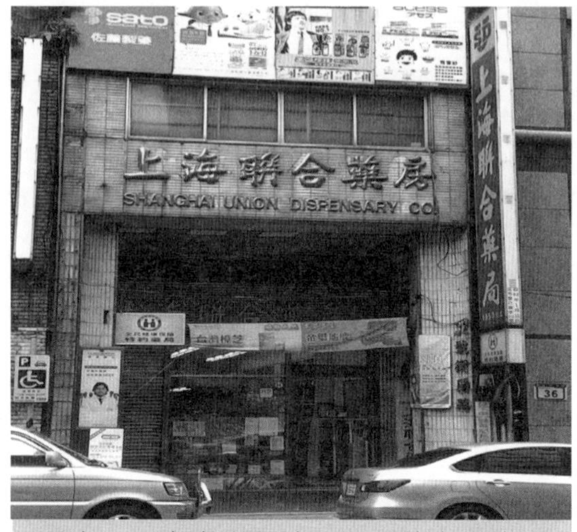

照片2-2 來臺發展逾一甲子的上海聯合藥局（作者陳琮淵拍攝）

國共內戰期間，不少藥廠為避戰禍由大陸搬遷來臺，這些藥廠主要來自上海，例如景氏製藥、新生製藥廠（創辦人趙熹雄夫妻均為戰前大陸藥學界知名人士）等，更重要的還包括合稱「四大藥房」的上海聯合藥房（照片2-2）、明華藥房、華美藥房及大眾藥房。這些藥廠的藥品多源自上海（生產或代理），上海當時早已是國際大都會，各國藥品流通普遍，因而品項齊全，一般藥房買不到的，都能在此購齊。其中規模最大是華美藥房，該藥房由兩姐妹經營，她們將大陸上的大部分資產移來臺灣發展，後來藥政法規愈來愈嚴格，使她們萌生退意，1950年代初即脫手，移民美國，四大藥房也從此缺其一。另外三間藥房也因戰亂，在1940年代末陸續將上海的藥品及醫療儀器遷移來臺。遺憾的是，1949年1月27號，太平輪在澎湖外海沉沒，當時船上載有上海聯合、明華藥房的股東及主事者，他們隨著太平輪的失事連人帶貨沉入海底，只有明華藥房第二代繼承人因新婚，選擇乘坐飛機來臺而逃過一劫。此一事件對臺灣戰後醫藥行業的發展帶來不小衝擊，特別是外省籍（上海幫）的藥商因而面臨一定程度的財務周轉問題，元氣大傷，短期難以擴充規模，妥善經營。[22]

又如曾在上海信誼藥廠任職的劉秋生表示，信誼藥廠1940 年代初就在臺灣設廠生產葡萄糖（磺胺製劑原料）和西藥製劑，他應派來臺，在有限的人力及物力下嘗試自行建立廠房，所有工廠裡的水管、蒸氣管、廢水管、電力線、鍋爐都要自己裝設。他回憶到：「業務都很不錯，比如小兒的四維葡萄糖，就是把維生素加進葡萄糖混合即可，那時候藥品登記都是我自己找資料，設計處方，像臺大醫院最早有些製劑是委託我們信誼藥廠加工的，他們都派人來監督。我們自己也設計了一些處方，想起來那時候生意太好、業務太容易作了。」[23]

臺灣光復後由於市面醫藥品短缺，且二戰後之經濟尚未復甦。除北市四大藥房攜自上海，以及日本藥廠撤出後留下的藥品、醫療器材外，大部分藥品由上海、香港、日本、新加坡進口。據悉，當時因局勢混亂，政府幾無暇管制藥品輸入，許多商人從大陸攜入，甚至以走私方式進口藥品，病人亦因求醫困難、選擇有限，多只能在缺乏保障的情況下自購服用。

戰後臺灣藥品必須由外國進口，除了少數在臺設立出張所（辦事處）的日系藥廠外，絕大多數透過代理商輸入銷售。資生（鄭丁貴）、興南（李再興）、光生行（許水森）、大明（方仁寬）等是最具代表性的本土代理商。稍後又有新和興（林溪濱）、大東亞（杜毓材）、台鳥貿易（顏耀輝）、東一貿易（黃順諒）、勝強（鄭皆和）、久裕（張天德）、嘉德（王信德）、吉富（許瑞昇）、大法等代理商

---

[22] 張天德訪談紀錄，2011 年9 月16 日，頁2。

[23] 劉秋生訪談紀錄，2012 年1 月5 日，頁3-4。

興起，各領風騷。發展至今，興南、資生、光生行、大明等都轉型經營物流及其他領域，其第一代經營者多已退休或退居幕後。另有一群來自大陸的藥業前輩，也對臺灣藥業發展做出很大貢獻。包括成立較早的中美、大英、上海西藥房，隨後的禾利行、雄恆行、友信行、泰凱、吉發、大統、大眾行、吉如等老字號，多來自上海，因此也被稱為上海幫。至今對藥品行銷業仍有重大影響的要屬禾利行的鄭經訓，該公司目前仍是臺灣規模最大的藥品代理商。外省幫藥商奉獻臺灣藥業，有其獨特的商業文化和經營哲學。他們對客戶的經營非常深耕，幾乎到了水乳交融的地步，行銷手法自成一格，令人敬佩。其通路及方法在早期非常管用，許多國際大藥廠的藥品若打不進特定醫院，還得靠他們協助。[24]

據張天德回憶，臺灣較具規模的藥品經銷商聚集在臺北市的博愛路、長安西路、重慶南路、開封街、衡陽路等地。當時資生堂就是三共、拜耳、赫斯特等藥廠的經銷商；田邊由興南藥局經手，大日本製藥在臺灣的代理就是順裕，武田由大華出貨等，這些代理商跟日系藥廠關係密切。代理歐、美藥品的則包括Upjohn的大倫行、禮來的四海行（四海貿易）、葛蘭素雄恒行、輝瑞為永裕、先靈是廣生行、天行貿易代理 Cutter 的藥品及儀器，當時藥業分為本土幫和上海幫兩股勢力。這些以代理外國藥品為主的商行，反映了當時臺灣仰賴外援，尚且未能獨力自足的藥品市場結構（見表2.2）。[25]

---

[24] 蕭登斌訪談紀錄，2011 年12 月14 日，頁5。

[25] 張天德訪談紀錄，2011 年9 月16 日，頁2-3。

表 2-2　光復初年臺灣主要藥商藥房

藥商類別	主要代理經銷品牌或業務	藥房名稱及主要負責人
日系藥品總代理經銷	三共（並轉代 Bayer、Hoechst）	資生堂鄭老闆
	田邊製藥、德國百靈佳	興南藥房李老闆
	大日本製藥	順裕藥房王老闆
	武田製藥	大華藥房
	明治製藥	大明產業方老闆
	山之內	祥安藥房范老闆
	東京田邊	光生行許老闆
歐美藥品總代理經銷	Upjohn	大倫行吳博士
	Lilly	四海行張老闆
	Glaxo	雄恒行鄭老闆
	Pfizer	永裕行陳老闆
	Schering	廣生行
	Cutter	天行貿易林老闆 友信行施老闆 華孚行
	其他	泰凱羅老闆 禾利行鄭老闆 吉發戴老闆 吉如聶老闆
1945 年後由大陸來臺的四大藥房	藥房附設診所	上海華美大藥房兩位姐妹女士
	藥房附設診所	上海明華大藥房陳老闆、姚老闆
	藥房附設診所	上海聯合大藥房
	藥房並代理歐洲醫藥品	大眾西藥房錢老闆

全省各大批發及零售商	臺北市	吳順安藥房
	基隆市	三光西藥房
	新竹市	新和藥局
	臺中市	一安堂藥房
	彰化市	中西西藥房
	員林鎮	廣生堂藥房、日信西藥房
	斗六鎮	井上西藥房、光復西藥房
	臺南市	南安西藥房
	嘉義市	新高西藥房
	高雄市	南星西藥房
	屏東市	陽生西藥房

資料來源：張天德提供

綜上所述，戰後初年的臺灣藥品代理商大致可分為三種類型。第一種是受日本藥學訓練的老藥劑師自行開設藥廠，或者在日本藥品公司擔任要職的臺籍人士，取得代理或經銷權後創業。第二種是來自大陸的上海幫中、大型藥行，他們規模大、經驗足，資本也夠雄厚，比較容易取得歐美藥品的代理權。第三種是過去曾在大藥行擔任員工及學徒者，其中能力強又有企圖心者接手創業，因充分瞭解行業及掌握市場，也與代理或經銷商保持良好互動，逐漸累積資本，發展起來。

1940-50 年代，從事進出口貿易的臺灣商家普遍缺乏資金，政府透過獎勵出口及管制外匯來發展經濟，允許出口商可自由使用出口外匯金額的四分之三，進口生活必需物品（含醫藥品）。在當時，從事藥品進口需事先申請外匯及藥品輸入許可證，這部分通常由報關行代為申報。製藥機械則多利用美援貸款購買，需透過國營的開發金工業銀行辦理，經濟部相關委員會審查通過才能夠進口。鑑於臺灣本身沒有出口藥品的條件，若要進口藥品，就得購買俗稱「業績」的出口配額，或是同時從事出口貿易，以所得外匯購入藥品；當時有幾家藥廠就因此兼營樟腦油、香茅油、罐頭之出口貿易，以所得的配額進口藥品。[26]

1948-50年間是抗生素藥品開始流行的年代，其中又以Penicillin、Streptomycin、Chloramphenicol、Tetracycline、Erythromycin等高毛利藥品為市場主流，有著一瓶盤尼西林（Penicillin）值一兩黃金的說法。這些抗生素被政府列為管制品，購買時必須檢附醫師處方及登記，購買者姓名等，並按月向主管官署（衛生局）申報進口及存貨量。盤尼西林等抗生素藥品的暢銷，使當時西藥進口商願意大量購買出口業績以進口藥品；由於藥品貨源不穩，當時大部分醫院、衛生所、私人診所亦以取得藥品為優先，甚至不惜高價搶購。因此在一段不算短的時間內，臺灣藥品維持著需求大於供給，客戶主動上門的現象。直到1960、70年代，臺灣外銷開始蓬勃，外匯管制放鬆，加之國產藥廠興起後，藥品供應不足、賣方獨大的現象才告緩解。

莊俊三指出，1950年代的藥品市場：「能夠找到什麼藥就拿什麼，日本、香港離臺灣近，加上語言相通，所以那時歐、美、日的產品就從這兩個地方買貨進來，加上沒有大醫院，以開業醫為主，藥品生意很好做……我拿到外匯，也買到Penicillin了，我就聯繫某地的開業醫：我現人在這裡，手上有Penicillin，可賣一千劑給你，如果你們要的話，現金先拿來再說，價高者得，你不要別人也會買。」[27]也因此，早期醫師時常要宴請藥商，藥品市場也完全是賣

---

[26] 張天德訪談紀錄，2011年9月16日，頁3。

[27] 莊俊三訪談紀錄，2011年8月24日，頁2-3。

方市場。

在生產方面，1951-56年間臺灣製藥廠達170家，然大多數藥廠僅是原料藥加工，並兼銷補血滋養、健胃整腸、傷風感冒、風濕痠痛、皮膚藥膏，以及魚肝油、維他命等，治療用之藥品仍然依賴進口。國人愛好舶來品，對日本藥品的信賴根深蒂固。1952年中國化學製藥廠與日本三共株式會社技術合作，生產維他命B1注射液；永豐化學製藥與日本中外製藥株式會社技術合作，生產柳溴鈣注射液（Salso-Brocanon），大型藥廠才紛紛設立。中國化學、永豐、紐約、恒信都是供應聯勤總部藥品的廠家。1960年代，中化、永豐等開始自國外引進技術，以簡單之合成步驟合成原料藥，並在政府獎勵下，建立中、外合資之綜合藥廠。[28]

光復後劉秋生出任臺灣信誼藥廠廠長，該廠生產葡萄糖，製造食藥用注射葡萄糖，生意非常好。那時劉氏上午到樹林廠上班，下午再去新莊廠工作，兩邊來回跑，非常忙碌。藥廠不斷增加新品項，只要有產品就一定賣得出去，例如葡萄糖廠就是每天24小時不停運轉生產。在這個時期，本土藥廠的製造成本約僅占售價的20-30%左右，獲利空間頗大，但因藥廠越來越多，一度暴增至三、四百家之譜，拉開價格戰序幕。令劉氏印象特別深刻的是，當時信誼藥廠生產一種以幼兒為主要對象的營養鈣片，因是第一家上市的產品，銷路極佳；但慢慢的相似品、仿製品都出現了，業務競爭不斷壓低價格，但各廠卻仍有獲利。那時產品登記手續簡單，各家又都競相引入、推出新產品以擴展業務，提高收益。許多耆老皆認同，當時臺灣製藥業正進入戰後第一個黃金年代。[29]

---

[28] 范佐勳等編，2001，前引書頁199-200；228。

[29] 劉秋生訪談紀錄，2012年1月5日，頁6-7。

第三節 ▶ 成藥、寄藥包與街頭賣藝

早年臺灣藥品行銷活動的主力是廣告成藥、寄藥包及街頭賣藥，這三種流通管道雖談不上行銷，但在醫藥資源匱乏的年代及地區更顯其重要性，茲論列如下。

（一）廣告成藥

日治時期開始發展的西藥房更近似藥品百貨行或雜貨店，以販售廣告成藥居多。一些藥廠為強化品牌印象，便利推銷，經常運用電台廣播或報紙廣告推介產品，藥房則會配合把各媒體強力放送的藥品宣傳或廣告單張貼在門口，強調「指名購買」，以廣招顧客。除了廣告藥品外，這類藥房也販售成藥、處方藥；但藥房收入大宗仍來自營養品，尤其是進口的營養液及各類滋補品，其中又以維他命最受青睞，利潤也較高。無論實際效果及評價如何，藥房更願意向民眾推銷獲利較豐的品牌。

1950 年代，由於規範尚不嚴謹，誇大不實的藥品廣告隨著廣播電臺大肆播放而進入民眾生活，許多媒體宣傳的藥品來路不明，成份堪慮，然而透過廣告包裝，卻吸引了無數民眾購買。[30] 這一部分是因為臺灣藥商不像當時主流的日商，有大筆的廣告預算及成套的店頭陳設知識，多半只能透過廣播電台「放送」，宣傳藥品，搭配挨家挨戶的推銷，積極與地方藥房、藥局的老闆打成一片，將生意一筆一筆的做起來。畢業於東京藥學專科學校（今東京藥科大學）

---

[30] 藥政簡史編輯委會員，2011，前引書頁 138。

的張國周，1933年底在臺南市開設資生堂藥房，便是媒體宣傳的佼佼者。張氏曾任公職並擅長廣告文宣，甚至在1950年就製播藥品廣告影片長年在電影院播映，使「張國周強胃散」的品牌形象深植人心。[31]1960年電視開播，藥品廣告更是泛濫於螢光幕前，招徠的效果更為顯著。

藥局主要販售治療小病或不適症狀的成藥、廣告藥，甚至也提供簡單的傷口清洗及包紮服務。值得附帶一提的是，在民眾普遍迷信「點滴」（注射液，多為鹽水、維他命等營養補充劑）具有神奇功效的時期，加之不具藥劑師身分者，仍可租牌營業。若干藥房、藥局也曾扮演密醫角色。民眾一但覺得身體不適或過度疲累，多半會上醫院，或就近至藥局、藥房要求打點滴。此一情況反應了社會經濟未發達，民眾資力有限，加上政府查緝不力，民眾不需要經由醫師處方，就可直接購買藥物，民眾到藥局、藥房包藥「自療」成為普遍現象。民眾對醫療和藥事的專業認識有限，習慣、價位及距離遠近決定醫療選擇。[32]

（二）寄藥包

寄藥包源於日本，販售常備成藥。早期寄藥包競爭激烈，一地有多家藥廠配置藥包，一家掛有多個藥包（照片2-3）的情況十分普遍。寄藥包興盛於臺灣早年醫藥衛生不佳、交通不便、藥政法規不完備的時代。當時小型家庭藥廠所生產的成藥，透過「寄藥包」的方式配送，盛行於山區及偏僻地區，有些藥廠就是把原料藥攪一

[31] 陳柔縉，2012，前引書頁20。

[32] 藥政簡史編輯委會員，2011，前引書頁159-161。

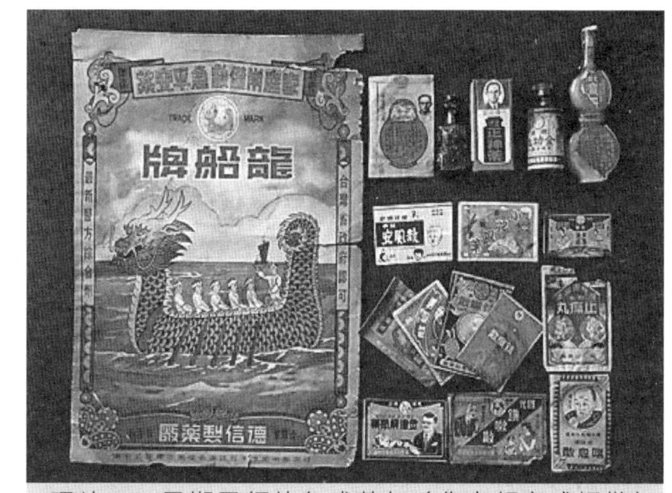

照片2-3 早期風行的各式藥包（作者賴宗成提供）

攪、包一包，就成了藥包裡的感冒藥、胃腸藥。另如生產安皮露的先智，創辦人彭姓藥劑師畢業於名古屋藥專，曾在日本的科研製藥工作，回臺後就在臺北新生南路跟仁愛路交叉口附近的日式平房裡製藥。[33] 另外，當時供應藥廠的膠囊工廠也是家庭生產，因陋就簡，僅需要工廠登記，作者賴宗成的父母即利用家中二、三樓空間經營大慶膠囊廠，直到他藥學系畢業後，方利用所學，依據政府規定，重新設置工廠動線、製造流程及檢驗程序，並通過當時衛生處的藥廠登記。這種家庭式藥廠在當時十分常見，經營者時常依照法規的要求，邊做邊學，慢慢的成長起來。但隨著醫院、診所的普及，藥廠也紛紛升級、轉型，寄藥包的方式漸趨沒落，目前僅知臺南至2005 年時仍有寄藥包。寄藥包的經營依賴在地社會網絡，若經營得法，收益頗佳，這種藥品銷售方式，也曾被應用在醬油、糕餅等民生用品上，例如淡水三協成就用寄「餅」包方式販售糕點。

吳秋儒的碩士論文對於臺灣寄藥包的歷史有專門的研究，並已出版成書，茲摘述其主要發現如下：

[33] 莊俊三訪談紀錄，2011 年8 月24 日，頁6。

總督府在西藥的推展上不遺餘力，使民眾肯定成藥療效，家庭常備藥的市場漸次擴大，更扭轉了臺灣人用藥的習慣，成就西藥在臺灣市場的獨霸地位。「寄藥包」自1930年代於臺灣各街庄開始流行，為早年臺灣民眾相當依賴的醫療管道，直到1970年代日漸沒落。

寄藥包源自於日本江戶時代富山賣藥「先用後利」的販藥方式，這種行商又被稱為「賣藥人」。此一銷售方式，非常重視信用與客源網絡。吳秋儒認為，彰化縣伸港鄉人柯呈聰與柯木村叔姪曾受僱於杉澤榮貫堂，應為臺灣「寄藥包」（照片2-4）的濫觴。他們自立門戶後，採行相同的方式販售藥品，即購入一般民眾經常服用的感冒藥、腸胃藥等，分別包裝附上訂購藥單，聘人挨家挨戶發送至各個鄉村，民眾可以先收藥後付款，平均每隔三至六個月固定巡迴一次，消費者付帳的同時可以訂購新藥，當時稱此經營方式為「家庭配置」，其藥品俗稱為「成藥」或「便藥」，日後又被稱為「家庭平安藥」或「家庭常備藥品」，而販賣藥品的藥廠推銷員在日治時期俗稱「配置員」，戰後有人稱之「賣藥郎」、「送藥生」、「賣藥仔」、「寄

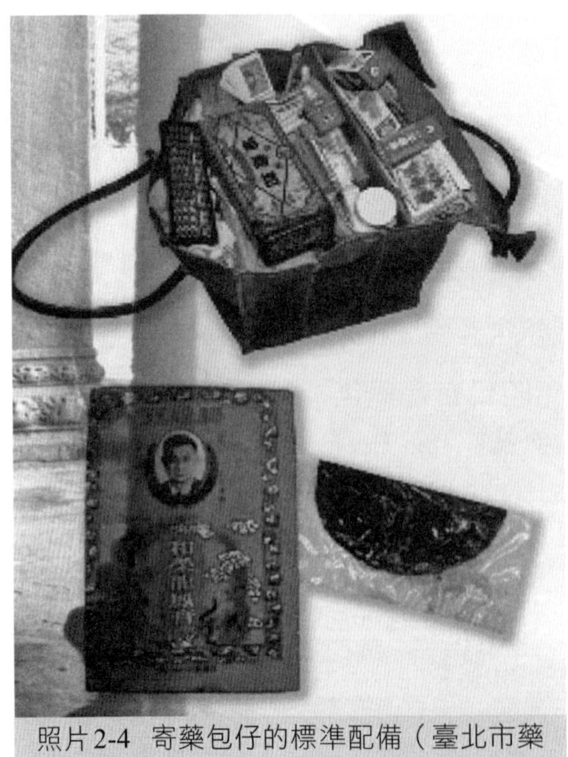

照片2-4　寄藥包仔的標準配備（臺北市藥師公會60週年特刊編輯小組提供）

藥仔」、「寄藥包仔」、也因為成藥藥效佳且服務週到，風行一時。值得注意的是，戰後臺中、彰化的藥廠吸納既有寄藥包為其銷售通路，配送所產製之成藥。[34]

吳秋儒認為早期寄藥包之所以盛行，與藥廠選擇此通路推銷藥品有很高的關聯性，後來，藥局與診所不斷開設，民眾取得藥品更為便利，藥廠也以之為藥品銷售管道，寄藥包就日益沒落。寄藥包是將各類藥品組合放置在民眾家中，由民眾依身體狀況判定符合藥袋中註明的效能或主治症狀，自行選擇服用何種藥品。若無改善時，民眾再判斷是否就醫。[35] 這對臺灣社會最主要的影響是民眾養成生病後先以自療為主，求診為輔之醫療習性，小病服用成藥，大病時，才尋求醫師協助。

值得注意的是，永信李天德在創設藥房之前，也曾從事「寄藥包」的生意。1949 年李天德離開公職後，曾短暫到以代理「龍角散」聞名的貿易公司擔任會計，負責進口藥品的業務，並因此結識許多藥業人士，爾後與親族朋友合夥創業開貿易公司，並委家人在臺中大甲重拾「寄藥包」的生意。直到 1952 年，才租下大甲鎮瀾宮附近開設永信西藥行，做起藥品代理進口、批發、販售的生意，代理國內外多家藥廠的藥品，開啟集團的事業版圖。[36]

總體而言，從事寄藥包的多是規模比較小的藥廠，在沒有醫師及藥房的山區及偏僻地區，寄藥包填補了早年臺灣民眾的部分醫療需求。

---

[34] 吳秋儒，2012，前引書頁 62-70。

[35] 吳秋儒，2012，前引書頁 129；144。

[36] 黃靜宜等，2013，前引書頁 79-80；95-107。

（三）街頭賣藥

街頭賣藥可能是將中國江湖賣藝的傳統應用於藥品銷售，為一種簡單形式的促銷手法。街頭賣藥又被稱為「賣藥仔團」、「王祿仔仙」等不一而足，早年不脫打拳賣膏藥與江湖走唱兩種，日治後期出現較大場面的說唱賣藥團，這些賣藥仔靠表演絕活與天花亂墜的說詞吸引群眾圍觀，以賣藥最終目的，因此賣藥仔又被稱為王祿仔仙。日治時期，大稻埕迪化街和艋舺蕃薯市街附近有許多大藥商支持賣藥團到各地巡迴，隨後擴散到全臺各地。1950 年代後期，內台戲（歌仔戲）不景氣，不少戲團轉而為賣藥團，為這種獨特的賣藥文化注入新血。由於國民政府對藥品銷售並沒有嚴格規範，江湖賣藝人巡迴於各個鄉鎮，以雜耍、魔術、武藝或歌舞表演吸引人潮，目的是在表演中穿插藥品介紹，強勢推銷成藥。

戰後初年時常可見的廟口賣藥，往往先是敲鑼打鼓宣告要在觀音寺、關帝廟、恩主公廟口「打拳賣膏藥」（照片2-5），表演一段落就開始賣一些秘方中藥及西藥成藥。這些藥品多半沒有許可證，療效未明，只靠創造噱頭，找人套招、起鬨，分送小贈品，以吸引人潮，製造聲勢。

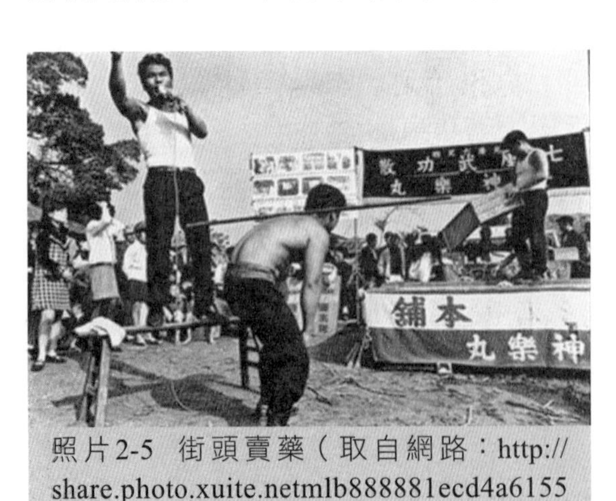

照片2-5 街頭賣藥（取自網路：http://share.photo.xuite.netmlb888881ecd4a6155 48886832349904_m.jpg）

這些在路邊、夜市、廟口打拳賣藝包裝下的賣藥活動，不啻是當時民眾的娛樂來源，當演出進入高潮時，突然賣起藥品來，在重人情的農業社會，這種面對面傳播販售藥品的行為，基於情面而或多或少捧場，對藥商而言，宣傳成本低、收效直接，也可視為某種形式的藥品「置入性行銷」。[37]

第四節 ▶ 迂迴曲折的草創之路

藥品的行銷活動是由人、產品及社會等各種條件匯合而成，有其特定的歷史脈絡。我們在行銷發展上也不難發現，臺灣藥品企業往往是從代理而創業，而由創業邁向創新及專業化。

1959 年以前，臺灣藥品行銷發展處於匱乏依賴時期，由於醫療資源普遍不足，西藥藥事法令規範雖在日治時期發展，卻忽略對於本土藥劑師及藥事專業人員的養成；又歷經戰禍及政權的轉換，臺灣藥業的發展無論是法規及市場方面，都出現了短暫的混亂現象。總體而言，1959 年以前，寄藥包、上藥房買藥及街頭賣藥成為臺灣藥品流通的主要方式。除了法規、市場等結構性因素使然，藥事人員所發揮的創業精神，亦扮演重要角色，以寄藥包為例，由於臺灣本身缺乏製藥的技術與能力，從藥品的產製到銷售，其方法及原料基本上都是由日本引進，臺灣的藥商從中學習模仿，摸索出經營的方式。此一「由外而內」的發展，雖談不上專業，但總算為臺灣建立了藥品產業及流通管道的雛形，強化了國人對於西藥的接受程度。在農業社會交通不便且缺乏娛樂的時空條件下，臺灣的藥商透過街頭技藝表演，找到了推動藥品銷售的切入點，也充分利用了報紙與電台廣播、電影院宣傳強力放送，雖然專業有限，卻宣傳效果十足。

---

[37] 黃靜宜等，2013，前引書頁 102；藥政簡史編輯委會員，2011，前引書頁 137-138；吳秋儒，2012，前引書頁 123-126。

銷售導向（1960-1980）

1960 年代臺灣進入經濟快速發展的成長期，經濟建設取得可觀成果，社會擺脫戰後重建的匱乏陰霾，國民生活水平也明顯提升。此時期國民消費力及資訊管道增加，對藥品品質及種類的要求也隨之轉變。1952 年臺灣電視台開播之初便有醫藥品廣告，帶給民眾若干醫藥知識及資訊，電視成為各家藥廠宣傳的必爭之地。臺灣田邊製藥公司與電視台合作製播之五燈獎節目，亦為成藥及口服液廠商開啟龐大商機。

在政策方面，藥事法規因應、解決產業、市場實際遭遇的問題，更為了維護國人健康，也因此在產業發展及公共衛生上扮演了一定的角色。戰後臺灣藥政管理制度及藥事法規不斷演進，例如《藥商整頓方案》及《藥物藥商管理法》皆顯現藥政著重藥品市場管理，杜絕亂象的決心。1971 年行政院衛生署成立，更是我國藥政發展的重要里程碑。在編制上，衛生署設有藥政處，負責管理藥物、藥政、藥商、食品衛生。[1]於此同時，臺大醫院也開始對進藥廠商進行查廠，永信、生達、中化、永豐、南光、景德、榮民等藥廠積極配合，改善設備及製造流程的控管，永信等藥廠更為了達到臺大的用藥查廠標準，不惜關閉廠房數月進行改造工程。[2]臺灣的藥政漸漸步上軌道，為了保障民眾用藥安全，政府相關部門對於偽藥、劣藥查緝的力道也持續加大。

1960 年代起，國際製藥大廠在臺灣開放外資的產業政策吸引下紛紛來臺投資，帶入新的藥品、技術及觀念，並間接帶動了本土藥廠及藥商的創業活動。

1970-80 年代，臺灣整體製藥水平已明顯改善，面對日趨激烈的市場，部分廠商採取現金回饋、贈送禮品、招待國外旅遊等手法，積極爭取當時蔚為主流的開業醫師診所青睞。此時期也是各種抗生素藥品大行其道的年代，且預防醫學概念引進臺灣，家長願意花錢讓小孩接種小兒麻痺、德國麻疹、日本腦炎 DPT（三合一），以及四合一等疫苗。1970 年代末，大型化醫療院所在醫療社福擴張的趨勢下崛起，帶動藥品市場結構的轉型，開業醫診所、地區性藥局（房）的地位也逐漸被取代。值得注意的是，藥品通路結構的改變與專業行銷社群的出現，也促使藥業逐漸由「銷售」走向「行銷」。

---

[1] 范佐勳，2001，前引書頁49。

[2] 范佐勳，2001，前引書頁203。

第一節 ▶ 引入外資與公勞保的實施

本節探討國際大藥廠來臺投資設廠、我國實施社會保險對此時期藥品行銷發展所帶來的影響。

（一）引入外資

1960 年 1 月 23 日政府公布《臺灣省製藥工廠設廠標準》，作為藥品產製稽查的依據。該標準要求具有藥品執照的業者，應設立工廠並確實登記。1961 年 12 月政府管制維他命、營養劑、荷爾蒙、鎮靜劑等四類藥品進口；當時計有 607 種維他命類、543 種荷爾蒙、55 種營養劑及 20 種鎮靜劑被暫停進口，以鼓勵國人自行產製上述藥品。這看似封閉的保護政策在時空背景下有其必要性，不但刺激了國內藥廠快速成長，也使國產藥品品質不斷提升。[3]在保護國內製藥產業的同時，政府也加強藥品品質的管控。1970 年 8 月公布實施《藥物藥商管理法》，明訂藥物、藥商、藥局等藥事之各種管理規則，違法情節嚴重者處以刑事罰則。1973 年政府公布《藥物製造工廠設廠標準》與《藥物工廠檢查辦法》，並不定期查廠，以確保國內藥品品質的穩定。

戰後臺灣製藥工業的重新起步，仰賴美援在資金及設備上的挹助。站穩腳步後，政府希望引入先進國家藥廠來臺投資，以其先進技術及管理知識支援我國製藥工業升級。《國外廠商申請來臺設廠或與我國藥廠技術合作製造維他命等四類藥品注意事項》的頒布，

---

[3] 藥政簡史編輯委會員，2011，頁 39-41。范佐勳，2001，頁 29-30；200-202。

是政府獎勵外資來臺設立藥廠的初步嘗試。當時的經貿及產業政策，仍具民族工業色彩。例如要求跨國合資藥廠登記，必須經由經濟部投審會審議通過。法規限制外資在合資藥廠的持股比例不得過半，並要求總經理、董事長（至少是其中之一）等高階管理層必須由臺籍人士擔任等方式，在引進國外資金及技術的同時，達到培育本國資本及專業人才的目的。1960 年代，第一個來臺灣投資設立藥廠的是美國氰氨公司。二戰後，美國國力強大，製藥水平亦臻世界一流，氰氨公司願意來臺投資，除了臺灣的政策優惠及低廉的人力成本外，主要著眼於臺糖公司新竹廠廠長周學中[4]研發出一種新的發酵方法，能夠繞過專利，生產出與美國氰胺公司相同的製藥所需之菌種，具有市場競爭力。經考慮自身的資金與設備條件後，臺糖決定與氰氨公司合作，在新竹設廠。經此成功案例的鼓勵，以及外人投資法規陸續完善，歐美、日本等國際大型製藥廠紛紛來臺投資。其中，又以與臺灣藥業關係密切的日系藥廠最為積極。包括田邊製藥、藤澤製藥、山之內、第一等日本一線藥廠很快就在臺灣展開佈局，惟塩野義製藥為確保經營方針及品質自主，一直到開放獨資後才來臺設廠。

日系藥廠在臺發展初期，因對於市場及法規瞭解有限，採行較為保守的市場策略，其事業夥伴多半是曾經代理其藥品的臺灣經銷商，甚至由尋求有政治背景的大藥商掛名；歐、美藥廠則在組織及銷售方式上，帶入許多新的作風及觀念。此時期，外商藥廠多將自家藥品委託給一至數家本土代理商經銷，為其打入臺灣市場助一

---

[4] 周學中後來轉到行政院經合會工作，輔導製藥工業，對臺灣的製藥工業貢獻甚大，他聘請美國專家來臺，參觀了藥廠，成立輔導小組，協助藥廠建立品質管理制度。劉秋生訪談紀錄，2012 年1 月5 日，頁6。

臂之力，其中又以抗生素藥品為大宗；這是臺灣藥品代理商最吃香的歲月。嗣後勞保及公保之藥價給付規訂修正，將外商在臺生產之藥品視同國產品，也使各國藥廠對臺灣藥品市場的成長抱持樂觀態度。經過數年的發展，外商見臺灣市場成長可期，一方面收購股份掌有經營權，同時也陸續收回總代理權，在臺設立分公司，引進專業銷售模式，強化自有團隊。

此一發展也衍生出外商（代理商）與本土藥商之間的對抗。早期外商多以處方藥市場為重心，醫院進藥需透過招標，根據《機關營繕工程及購買定製變賣財物稽察條例》，某藥品得標後，每年藥價的調漲，以百分之五為上限。一旦外商收回藥品代理權，又不買回存貨，不甘損失的原代理商便以低價搶標的方式來進行報復；除此之外，早期臺灣實行一藥一證制度，也使代理商有更大的議價空間。這是因為當時的藥證多半由進口代理商代為申請，原廠如欲收回代理權時，無法重新申請或要求直接轉移，必須花大錢將藥證買回，否則就算是持有該藥品專利的原開發廠，也不能合法地將該藥品引進臺灣。後來政府為避免藥品代理訴訟影響病人權益，將法令修訂為一藥雙證，特別保留一張藥證給原開發廠。在外商的挑戰下，一些不願永遠受限於人的本土藥商，也開始從純粹藥品進口貿易，轉而設立製藥廠製售學名藥及成藥，透過中、下游整合來提升市場競爭力。

持平而論，在戰後藥業重新起步的年代，外商來臺投資，不僅把更高層次的技術跟新穎的商業觀念帶進臺灣，促進藥品市場的活絡發展；所產生的學習擴散效應，也帶動本土廠商創業及投入研發的趨向，甚至改變藥商的經營模式。然而新藥開發，必須擁有一定的技術能力及收益規模，當時臺灣藥廠缺乏自主研發新藥的條件，如果不能適時對外開放，使更多的新創藥品、技術進入我國，對臺灣人民健康的保障及臺灣製藥水準的提升是有害而無利的。

（二）勞保公保

醫療社會保險涵蓋面的不斷擴大（表3-1），是戰後臺灣獨特政經結構的產物。不斷擴大的醫療支出，帶動了藥品市場的成長，也使處方用藥比例快速上升。此一市場結構的變化，將臺灣藥業發展帶往新的方向。

表 3-1　勞保及公保制度制定與實施過程

保險項目	重要年代	主要紀事
勞工及相關保險	1950 年	臺灣省政府訂頒「臺灣省勞工保險辦法」及其施行細則
	1951 年	訂定「臺灣省職業勞工保險法」
	1953 年	訂頒「臺灣省漁民保險辦法」
	1958 年	總統公布施行「勞保條例」
	1960 年	發布「勞保條例」施行細則
	1990 年	勞工眷屬納入勞保體系
公務人員暨相關保險	1958 年	總統明令公布「公務人員保險法」 考試院發布「公務人員保險施行細則」
	1961 年	公務人員保險處成立，專責辦理公保業務
	1965 年	銓敘部訂定「辦理退休人員保險應行注意事項」，同年正式開辦退休公務人員保險
	1982 年	公布「公務人員眷屬疾病保險條例」 同年實施公務人員配偶保險
	1989 年	公保眷屬父母保險開辦
	1992 年	公保眷屬子女保險開辦

資料來源：摘自詹長權，2006，《臺灣全志——卷九社會志衛生與健康篇》，南投：國史館臺灣文獻館，頁188-189

1950 年，臺灣政府開辦「勞工保險」（簡稱勞保），保障勞工的傷殘、生育、老化及死亡等五種給付。為了照顧當時收入微薄的公務人員，1958 年開辦「公務員保險」（簡稱公保）。公、勞保的實施，以及受保群體（配偶、眷屬）、涵蓋範圍（門診、住院）的擴張，使民眾獲得藥品及醫療服務的支出大幅降低，藥品市場的規模也快速成長。1960 年代以前，幾乎只有大型公司會為員工加保勞保，普及程度有限；公保則必須到指定的門診中心看診，亦為不便；但在臺灣經濟起飛的年代，就業人口日益龐大，加之各種社會保險下藥品需求的擴增，仍使藥品企業的成長十分可觀。

臺灣早期的藥品市場以「開業醫」（私人診所）為主，1960 年代以前更是開業醫師、店頭成藥的黃金時代。1960-1980 年間，開業醫保有較佳的市場占有率，但各種社會保險相繼擴大實施規模後，此一局面已有所變動。公保中心及省立醫院，開始瓜分開業醫市場，1970 年代後期已占有臺灣藥品的三成市場。當時受保的公務人員必須先到公保中心看診，之後才能轉診到各個醫院住院，使得公保的病患數十分穩定。公保中心固定每季採購藥品，每三個月結算一次，因進貨量大、付款有保證，受到藥廠歡迎。同一時期其他中、大型醫院的處方藥用量也在社會保險涵蓋率不斷增加的助力下快速成長，有急起直追，後來居上之勢。

第二節 ▶ 藥品市場的茁壯

（一）雙元市場

此時期臺灣藥業發展最值得關注的現象是市場轉型，特別是在外商來臺發展影響下，藥品市場結構所產生的變化。

1960到1980年代，外商藥廠挾其專利藥品及專業化銷售模式，成為公立或較具規模醫院之主要藥品供應者，地區的醫院或私人診所，則基於財務考量，較願意接受國產藥品來取代進口之原廠藥。新藥品在專利保護期間價格較佳，但若專利過期，就會有國產學名藥競爭，醫院的選擇性及議價空間增加，藥品價格也隨之降低。價格是醫院進藥時所考量的重要因素，但非唯一。治療效果、性價比等因素更為關鍵，甚至有時新研發的藥品，也未必能取代既有藥品，因為後者是讓醫師在使用上更為習慣、安心的處方。

戰後臺灣的主要本土藥廠，除了中國化學及以原料藥出口為主的東南（同南）製藥外，永豐、永信、生達及信東皆創立於1960年代，為此一時期的代表性藥廠。本土藥廠創立之初，大都面臨資金及技術不足的窘境，其中不少由開設藥房或經銷原廠藥品起家，累積一定的經營經驗及創業資金後，又不想在授權及產品上永遠受制於外商，才從買賣西藥轉而自設藥廠。永信一開始也是在大甲開設藥房，後來才自己設廠生產。臺灣藥廠的創業資本多來自家庭積蓄、標會及親友、同學集資。規模擴大後，才考慮尋求其他的資金來源。例如，中國化學曾提出一個五百萬台幣的增資案，由於原先答應投資的華僑資金沒有到位，值此進退兩難之際，該公司得到長期客戶的關鍵奧援——在臺北市迪化街開業的名醫郭火炎醫師出面協助，為此一增資案說服了全省五百位醫師，每人出資一萬元認股成為股東，幾乎與中國化學有往來的醫師大部分都入股了，這也成為中國化學的競爭優勢所在。[5]

---

5 蔡喜雄訪談紀錄，2012年1月4日，頁2-4。

除透過克難方式尋覓各種人才及技術支援，藥廠亦透過業內經驗及簡單的製程開發來生產藥品。正因為如此，國內藥廠在創業之初，除了低技術門檻的成藥，便是模仿先前經手、代理過的暢銷藥品，生產相似的學名藥；為了達到一定的生產規模，常常利用包裹式推銷及削價競爭來攬生意，儘可能地擴大產品線的豐富性，幾乎是能取得何種原料藥就生產該系列藥品。

在公共交通不便，民眾多以摩托車、腳踏車為代步工具的年代，藥品出廠後就多半透過地區的代理商或藥房來流通藥品，除了中國化學等少數大型藥廠以全國為目標外，多半專注在地區市場，像位於彰化的中美、臺中的明通等藥廠之藥品只流通在中部幾個縣市。

本土藥廠多為家族企業，管理的專業程度有限，對於市場行銷亦在摸索階段。不少藥廠見抗生素有利可圖，率而投入鉅資建構合成設備，生產半成品；然而抗生素屬大宗藥品，國際價格時好時壞，長期下來，臺灣實難與人力成本低廉、生產規模龐大的中國、印度藥廠競爭，無以為續，多半認賠退出。永豐及中國化學等大型本土藥廠，多曾經歷此一艱辛過程。

中國化學成立初期的出口業務主要是將成藥外銷到香港、東南亞各國，進口方面就是技術合作，評估國外公司來臺兜售之技術資訊（know how）、藥品原料、機器設備等。當時因進口管制及稅賦，成本墊高很多（約30％左右），國內技術普通，多半買進國外技術進行加工生產，但因利潤很低，只能靠大宗生產比林（pyrine）類藥物、避孕藥、抗生素來維持。在這種情況下，臺灣藥廠都拼命壓低成本，盈收雖然有限，但加上藥品進口關稅的保護，仍可獲利，這是當時臺灣原料藥廠的普遍發展方向。

本土藥廠的生產取向，亦深受社會醫藥觀念的影響。長期以來，臺灣民眾認為精神不濟、身體不適時，注射一劑點滴是最快速有效的治療方式，姑不論是否真的有效，500cc 點滴在臺灣的確擁有龐大市場，藥廠紛紛投入點滴劑的製售。但諷刺的是，一袋 500cc 的點滴劑基於使用安全之故，需使用絕對無菌的蒸餾水，製成後靜置在工廠 5-7 天，證明沒有霉菌的安定品質後才能夠販售，成本遠高於以淨水稀釋的同份量濃縮果汁，但由於激烈的價格競爭，售價卻反遠遠不如果汁。[6]

在不具研發能力及生產專利的情況下，臺灣的藥商只能轉向不斷削價及推銷手段的競爭。只要業界評估低價學名藥仍有利可圖，眾多仿效者就不斷跟進，但一窩蜂生產同質性藥品，缺乏品牌與技術區隔，也導致藥價不斷下滑，利潤微薄。蔡喜雄回憶到：「國產廠因藥價格被壓得太低，只好由公會來分級協調，初期的確推升了藥價，但是推動一段時間之後，價錢很快又掉下來了，年復一年出現這種削價競爭循環。同樣是阿斯匹靈，有的人賣一塊，也有人賣七角、八角。」[7]

由於此時期各地醫院、診所的藥品定價並不公開透明，加價銷售（mark up）（加上批發價的若干成數來訂定實際售價）成為許多醫院（以省立醫院為主）心照不宣的藥品計價方式。醫院通常會依不同藥品的進價，加價向病患收取藥費；例如勞保核定金額為十元以下的藥品，加價兩成，十元以上者，加價一成。此一時期雖仍未出現藥價差的問題，但醫院將藥品視為收益來源，透過加價方式確保盈收的作法，與本土藥廠以口喊價、削價競爭的推銷策略一拍即

---

[6] 蔡喜雄訪談紀錄，2012 年 1 月 4 日，頁 4-5。

[7] 同上註。

合，催生出一個以量制價，獲利優先的廉價藥品市場。[8]

外商藥廠的發展策略及市場取向則顯有不同，它們更強調藥品品質，銷售鎖定能接受高藥價的中、大型醫院。以美商禮來公司為例，1969年在桃園龜山工業區設廠時，禮來即派遣工程師和藥劑師與本地合作者共同商討廠房設計規劃以及機械設備的安裝，並選送臺籍高階經理人至美國總廠的原料、製造、包裝及檢驗等部門，接受為期九個月訓練。

臺灣禮來主力產品是抗生素，製藥設備及原料皆由國外進口，總公司也派遣工程師來臺協助驗收試車，並進行技術指導。臺灣禮來建廠之初所生產的每一項藥品都要送美國總公司檢驗，達到標準後才准許銷售，連續三年合格後才不必再送檢。由於品管十分嚴謹，臺灣禮來所生產的藥品不但外銷東南亞，甚至有一段時期，韓國禮來所生產藥品也送來臺灣進行檢測。

禮來藥品在臺灣最初是透過代理商銷售，但業務平平；在臺灣設廠生產後，也成立臺灣分公司進攻市場。中、大型醫療院所的業務由公司自行推廣，藥房銷售則仍委由代理商發貨、收款。銷售的藥品多半是臺灣廠在地製造，少部分如胰島素等高端藥品才由美國進口。[9]

總體而言，本土與外商藥廠（表3-2）雖然有「他做的你不會，你做的他不做」的市場區隔，但彼此間仍然存在明顯的競爭。這種資源及市場地位不對稱的情況，也導致了一種延續至今的「結構對反」現象，也就是外商藥廠的總體市占率低，但市場產值高（量少值高）；本土藥商市占率高，市場產值卻低（量大值低）的情況。

[8] 莊俊三訪談紀錄，2011年8月24日，頁14-15。

[9] 劉秋生訪談紀錄，2012年1月5日，頁7-9。

表 3-2 本國藥廠與外商藥廠的比較

	本國藥廠	外商藥廠
經營模式	家族企業	專業經理人
通路	早期以診所與藥房為主	全通路（醫院比重較高）
產銷	自產自銷、代理代銷（區域）	前期：代理、來臺設廠；後期：委託製造、進口
資金	早期：家族集資、銀行客票週轉；後期：上市上櫃	外資（母公司）及臺資（前代理商集資）
人才培育及升遷	師徒關係、升遷管道較不透明	國外總公司系統化教育訓練、業績導向
產品	早期：以成藥、學名藥為主 後期：少數廠商從事新藥研發	由國外導入品牌藥，研發只集中在臨床試驗（Phase II and III）
市占率／益收比（量價比）	7：3	3：7
藥品行銷規範執行度	較低	較高

資料來源：作者陳琮淵繪製

臺灣藥業由於西化較早，與外商接軌也相對容易。外商為臺灣帶來國際化經驗及專業素養，但是早期臺灣人為外商工作也會予人買辦的印象。本土藥廠跟外商藥廠彼此間各為其主，但私下交情還是很好；有時分別開完記者會或是去政府機關抗議後，還會一起吃飯，在公協會場合也有互動跟合作。

聯標案、開業醫及連鎖藥局在此時期的發展，進一步確立了臺灣藥品市場的結構轉型，以下分論之。

（二）進藥聯標

藥品價格基本上由市場機制所決定，早期臺灣的藥品訂價沒有明確的標準，特別是原廠藥品自國外引進後，多任由藥商自訂價格，各顯神通取得醫院的核定。但即使在雙元市場的結構下，中、大型醫院的進藥為符合法規要求，仍需經過一定的程序，也就是透過藥事委員會審議及聯標案投標的方式進行；在此同時，藥局則為了降低進藥成本，開始出現地區性串連，而有連鎖藥局的雛形產生。

戰後初年，省屬醫療院所的藥品多由各該醫院自行採購，每一家醫院皆成立自己的藥事委會員，決定向哪些廠商採購，以及藥品的數量及金額，由於藥事委員會主任委員多為資深教授或院所主管，進藥的權限頗大，時有請託關說，甚至人謀不臧的情況出現；而各別醫院進藥受限於採購數量有限，品項龐雜，也難以向藥商議價。省聯標的推動即欲避私相授受之弊、達集體議價之利，該辦法早期依照財務稽查條例及採購法，後來依政府採購法來處理，對我國藥品商業行為影響甚鉅。早期的公立醫院藥品標案時常出現指定廠牌以圖利私人的情事。政府採購法實施後，特別要求以同等品來招標，但同等品的定義困難，實行不易，有些醫院轉而指定特殊劑量及規格，綁標、流標之弊仍無法根絕，甚至在如此情況下得標的藥品，醫師也不敢使用；且大量讓學名藥品得標，也造成原開發廠抗議，形成兩難。

縱使公立醫院的進藥採用公開招標的方式進行，其過程的游說及人情關係依舊重要。特別在公、勞保體制下，藥商得標後仍需報勞保局等單位核准，才會進入購藥程序。在不同作用機轉的新藥輩出的年代，醫師用藥有很大的選擇空間，通常更願意協助親戚朋友或交情好的業務代表（普羅帕）進藥申請，而藥、醫學系的學長、學弟關係即是重要的人際關係。當然，醫院還是會經過藥事委員會通過，院長批准，藥事委員會通常是副院長主持，院長則保留最後裁決權力。[10]

此時期，無論本土藥商或外國藥廠，都日益重視醫院處方藥市場，從事進藥招標的相關準備，乃成為藥廠的重要業務內容。

通常一項藥品從取得藥證，列入聯標，到真正被醫院所採用，需要一至數年不等的時間，若申請、投標不順利或藥品價格談不攏，費時可能更久；甚至進藥後向醫師解釋新藥如何使用，也需要一段時間。蔡正弘就記得：「一些親戚在當醫師，我去跟他講我的藥怎樣怎樣，可是他最後還是開別人的。他開完才想到說，啊！你有藥，不記得了。等到他記得你的藥已經三年後了，專利也差不多要到期了。」[11]

另一方面，特定公立醫院標案為少數藥廠、單幫客勢力所壟斷，也出現了諸如圍標、綁標，甚至是劣幣逐良幣的現象。本土廠商強生的經驗是：

> 我們那時候笨笨的，去跟人家搶標，標到了，就有人來講，你們不要交藥，我們來交，要搓圓仔湯。有的甚至被搶標單，說你們藥賣的太便宜。不知道公家裡有那麼多內幕，一般5mg、10mg，他就弄一個8mg，用一個門檻讓別人都不能標，有人專門做這種手腳。最早公立醫院是指定廠牌，被人攻擊後就用規格來綁標，用各種名目把你阻擋掉。所以最後我們只要是公家

[10] 莊俊三訪談紀錄，2011年8月24日，頁14-15。

[11] 蔡正弘訪談紀錄，2011年12月27日，頁19。

的就不去標了，因為標到也不給你，標到沒有用。[12]

為改善藥品採購弊端、降低進藥成本，提升藥品品質及進藥行政效率，1960至1980年間，臺灣省政府衛生處曾辦過多次省立醫院藥品聯合採購，也就是統計30多家省立醫院的藥品需求，只保留若干各別特殊性藥品由各醫院自行採購，對於常用、需求量大的藥品，以公開聯合招標方式進行。曾任省衛生處科長的李舜基回憶，自他規劃參與的第三次聯合採購起，省府採行大學聯考入闈的模式辦理，在招標作業上，首先成立省立醫院藥品聯合採購委員會，指定最具規模的省立醫院主辦，其他醫院協辦，省衛生處負責監辦。其次由採購委員會確認採購藥品清單；再由藥廠根據清單來投標；並成立底價製作小組（邀請審計處人員參與監標），該小組隔離入闈斷絕對外通訊，在闈內參考臺大、榮總、三總、臺北市、高雄市等醫院藥價、及上屆藥品之價格來訂定底價（所定底價需比其他參考醫院為低）；最後，底價製作小組才出闈開標。由於藥品品項繁多，又為求公平，所以分成幾個小組在同一天內開標完畢。這些得標的藥品不僅為省立醫院所採購，也被公保、勞保引用為藥價的基準。省府同意GMP藥廠生產之藥品可免經審查列入藥品採購清單，也要求通過GMP查廠的藥廠填寫廠房面積、機器設備、技術合作、學術研究、員工人數、營業額、納稅額、用電量等基本資料，並依此將藥廠分成梅、蘭、菊、竹等四類，使其分類競標，以免出現惡性競爭、劣幣驅良幣的缺失。[13]

---

[12] 黃柏熊訪談紀錄，2011年12月16日，頁4。

[13] 黃宏林、林明洲編輯，2009，〈衛生尖兵李舜基48年職場回顧〉，《臺灣省政人物口述訪談》，南投：國史館臺灣文獻館，頁270-271。

由於省聯標的成功，臺北、高雄及各地方醫院，乃至於軍方體系醫院亦陸續仿效藥品聯標的作法。當時藥品招標有六大系統，分別是：臺北市聯標、高雄市聯標、署（省）立醫院聯標、退輔會聯標、教育部聯標（臺大、成大與臺北護專），以及國防部的軍聯標。以影響力來說，省聯標當執牛耳，健保實施以前，省聯標的藥品價格幾乎成為各大聯標的主要參考基準。以進藥量而言，則是退輔會聯標及軍聯標分占一、二。在長庚等私立財團醫院崛起之前，臺灣的六大聯標系統，占整個藥業的醫院市場約三分之二。

在實際操作上，臺灣省的省聯標跟退輔會聯標是最具影響力的，點滴劑、抗生素等常用藥品幾無異於商品大宗採購，國產藥廠間基本上是削價競爭，相互搶單。在藥品投標的機制下，國產藥品雖具有價格優勢，但仍無法完全取代原廠藥品。部分的受訪者認為，在省、市醫院進藥推銷較為容易，甚至有關係便可打通關節，順利進藥。相對的，在臺大等其他院所，這種作法就不一定行得通。因此，許多藥商先從省、市醫院著手，成功打入省、市聯標體系後，再將藥品以同價格推銷到大型的教學醫院，收事半功倍之效；且由於勞保市場比公保大，通常勞保局核准的藥品價格，公保一般也會比照。另有一說認為，此時期的藥價核定，多參考日本醫療保險甲乙丙用藥的藥價表，甚至1990年代健保初期的藥價政策，也部分參考了日本的作法。[14]

早期的省聯標，藥商要到各個醫院去推廣，十分耗費人力。晚近醫院管理效率提高，藥品採購多在網路平台辦理。署立醫院聯標以長庚醫院的經驗為師，採用B2B平台的聯合訂購網後，每一個醫

[14] 莊俊三訪談紀錄，2011年8月24日，頁14；2011年10月30日，頁6。

院設有安檢庫存量藥品，夜間門診結束後，藥庫存量就自動計算，一旦低於基準電腦就跳接到採購平台，廠商上網查看，藥品在某醫院已經低過庫存，可馬上透過物流，或親自來交貨，醫院驗收後，廠商就可寄發票來向審核單位請款。藥款直接匯到廠商指定的帳戶，非常方便，總體流程加快了15天到20天。

（三）開業醫

1960年代，開業醫師成為處方藥品的主力客戶，最廣泛運用的是抗生素類藥品，但1970年末以來，此一市場漸漸被剛崛起的中、大型集團醫院所取代，抗生素一枝獨秀的情況也有所改變。那時抗生素占公司的營業額約四成以上，點滴也有兩成，但這兩類產品的缺點是治療完成後，不需要持續使用；加上產品相似性高，取代性也高，業務要不斷開發新客戶，業績壓力很大，很容易掉入價格陷阱的無底洞。抗生素的另一個特性是，醫師處方習慣後不會想要輕易換藥，很多病患因為心理因素，一換藥就認為沒有療效。除了少數新推出的後線產品外，左右抗生素銷售業績的，往往只有價格一項。

藥檢局技正徐廷光提到，在實施GMP之前，「市場上並沒有什麼特殊藥品、故而盤尼西林一類藥品一引進，全臺灣市場幾乎就只靠這一類抗生素『養廠活口』；從南到北，所有醫師都有開抗生素，銷路奇大……製藥速度遠趕不上醫師用藥需求，全臺灣醫師幾乎都在等著買藥，市場供不應求，讓各藥廠營業額飆漲，整個製藥界都靠抗生素撐起市場。」[15]

[15] 陳惠芳等，2013，《臺灣藥品GMP的蛻變與成長》，臺北：衛生福利部食品藥物管理署，頁219。

早年臺灣各地最高的建築物通常是診所、醫院，之後才是銀行、飯店、百貨公司，足見藥品獲利之豐。盤尼西林、抗菌劑是當時藥品市場的主力。其中又以抗生素最為暢銷，時人稱為美國仙丹。甚至臺灣還曾販售過在美國不曾出現的1,000顆裝的大包裝。事實上，購買抗生素需附上醫師的處方箋，還要登記姓名、地址才行，縱使如此，在公共衛生不佳，感染疾病盛行的年代，往往還是供不應求。若有一批抗生素進口，批發商還要排隊搶購，藥商攜帶一批抗生素到外地洽商，一下火車便馬上有批發商來接風，帶上酒家宴飲之後，再視交情深淺及招待規格，你一點我一點的分配，原因無他，乃是因為抗生素在當時是門包賺的生意。一旦臺灣經濟好轉，預防注射控制疫情以後，感染相對減少，抗生素的市場也不若從前。

抗生素最大的市場是來自開業醫，感冒、發燒、爛瘡等類似症狀，都會考慮使用抗生素來治療。當時一般民眾服用抗生素好像在吃花生米，開業醫診所也準備整排抗生素針劑，肚子痛、發炎等症狀，都先打一針第一線抗生素再說。市場上最早打響的是主治金黃色葡萄球菌、鏈球菌感染的 Ampicillin 類產品。有顯著療效的藥品，隨後一定有藥廠馬上跟進生產。1970 年臺灣引進了先靈葆雅（Schering Plough）的 Gentamycin 造成轟動，後來專利一到期，差不多每一家臺灣廠都生產學名藥，把這個產品衍生到連外用藥都有。1980 年代細菌抗藥性增加，突變出一些致命性菌種，才開始發展第二代的抗生素，如必力黴素（Piperacillin），這通常是入院後嚴重感染才需要的產品。也是到1980 年代時，醫界開始重視感染科的重要性，Cephalosporin、Carbapenem、Fluroquinolone 等後線抗生素問市，臺大、榮總等各醫學中心才開始設立感染科，[16]但在1960、70年代，醫院還沒有感染科，醫師手上也沒有先進武器（後線抗生素），但濫用抗生素已成為不爭的事實。

一直要到健保開辦後，我國才明確規範抗生素及其處方時機，健保局提出的抗生素處方規範共四大項，第一項，對某疾病或某細菌具敏感性，而其他抗生素無效。第二項，對其他抗生素產生過敏，而這個抗生素有效。第三項是感染專科醫師在臨床上認為需要使用時，才能用。第四項，細菌培養具敏感性，細菌培養測試後再選擇抗生素來治療。考慮到病人只要住院一久身體衰弱，細菌互相傳染甚至產生生物膜，降低抗生素的效果，醫師會依臨床評估來使用，甚至是組合性、週期性地使用抗生素，時間、劑量都要正確才不會造成抗藥性。

由於公共衛生的觀念起步，自1960年代起，臺灣陸續從國外引進各種疫苗，從打針到口服，到二合一、三合一，不斷地演進。受訪的進口疫苗廠商表示，他們生產的疫苗才剛送到倉庫包裝，批發商就拿錢排隊要求購買，因為相關的疾病一旦流行，疫苗馬上炙手可熱，後來臺灣國庫漸漸充裕，許多疫苗由政府採購，免費發放給診所、醫院為幫民眾接種。

[16] 1978年，Armstrong、謝維銓、鄭德齡以及李慶雲等教授發起「北區感染症聯合討論會」，初由臺大、榮總、三總三家醫學中心每月輪流主持，嗣後馬偕及長庚醫院也相繼加入，推廣至各地，吸引許多年輕醫師。1987年成立中華民國感染症醫學會，推謝維銓教授為第一屆理事長，2005年改名為臺灣感染症醫學會。參閱 http://www.idsroc.org.tw/about/about.asp

第三節 ▶ 銷售導向與普羅帕

此時期為臺灣藥品銷售專業化萌芽時期，主要背景前已述及，更值得關注的是銷售方法的變化，以及普羅帕（即 Propa，指由藥商派遣的業務人員，後詳）的崛起。

（一）銷售通路

藥房除銷售藥品外，也經營健康食品、營養品、保健用品、醫療器材等。此時期常見的銷售方式，包括掃街（後詳）、特賣[17]、切口[18]，贈送家電、汽車、招待出國旅遊及搭配電視廣告等。以下透過臺灣田邊[19]及中美製藥的經驗來說明當時流行的藥品推廣及藥品企業發展模式。

「臺灣田邊製藥」是日本歷史悠久的「田邊製藥株式會社」（成立於1678年）在海外的第一個子公司，在臺發展已五十餘年（1962年）。

1960-70年代許多國際藥廠陸續來臺設廠生產，同時也引進各種製藥的技術及知識。在數量方面尤以日商為多，歐美廠商次之。[20]

---

[17] 特賣是指廠商按一批藥品的購買金額，給予醫院十加一，二十加三，五十加七，一百加十五不等的回饋成數，消費愈高，回饋成數也愈高。

[18] 在連鎖店的體系下，每年年初時會員店（藥房、局）以開支票方式向藥商訂下一年預訂之進藥總價，例如三十萬，但可能是每個月到期一張票的方式兌現，因此，如果藥房的銷售成績愈好，便能同時賺得資金流入利息差及利潤（此體系激勵機制所在），也是 Chain Store Marketing 與醫院端處方藥行銷的最大差異。在此體系運作下，業務員在年初切口完成後，主要的工作即轉為服務、教育訓練及送貨。

[19] 此部分改寫自陳琮淵，2008，〈企業史料：淺談臺灣田邊製藥與《良藥通訊》〉，《臺灣企業史通訊》。

[20] 范佐勳主編，2001，《臺灣藥學史》，台北：財團法人鄭氏藥學文教基金會，頁202。

田邊製藥在此背景下來臺發展，一開始在臺北市博愛路設立「出張所」（為臺灣田邊公司所在處，1993 年遷往南京東路五段，2015 年再遷到市民大道七段），並於三重設廠生產安賜百樂等原廠授權產品。

在藥品行銷方面，臺灣田邊曾與臺灣電視台合作，製播為人所津津樂道的「五燈獎」（早期名為「田邊俱樂部：週末劇場」）素人才藝競賽節目（照片3-1），成為臺灣電視史上最受歡迎而長壽的電視節目，總計播出33 年（1965-1998），對大眾生活影響可觀，成

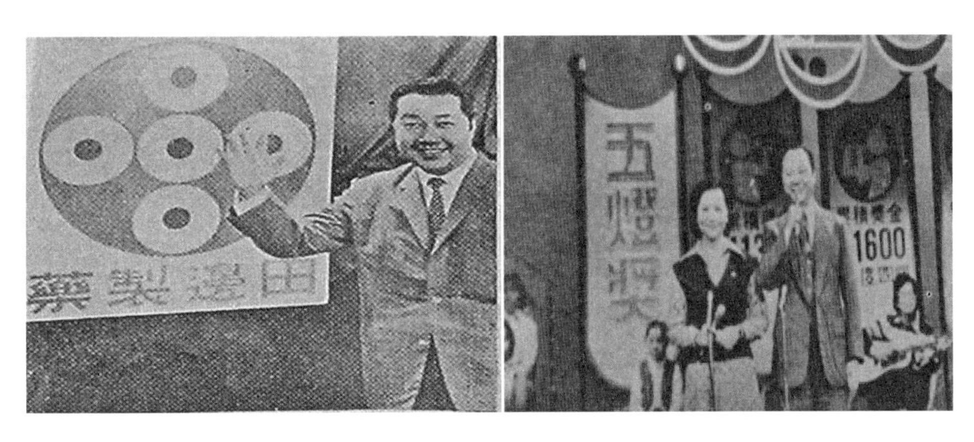

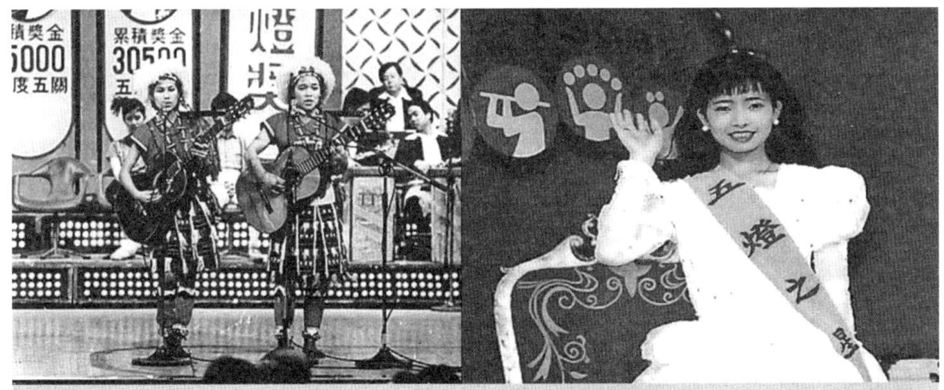

照片3-1　五燈獎是藥品銷售最成功的個案（臺灣田邊製藥提供，另見網絡資源）

為臺灣民眾的集體記憶。當時電視成藥廣告泛濫，其背景是政府對置入性行銷沒有明確的認知與規範；五燈獎是改編自日本的類似節目，當時的舞台都依臺灣田邊的商標來設計，五燈獎的過關標誌令人可以馬上聯想到臺灣田邊之商標。

在此同時，臺灣田邊也以「良藥會」[21]組織形式（附錄六），搭配五燈獎的知名度及獲利成數保證的策略，建立起堅實的連鎖銷售通路（Chain Store System）。

「良藥會」是由「良藥店」所組成的（除了臺灣田邊外，三共亦曾在臺設立良藥會），主要銷售臺灣田邊的「良藥品」，自成體系，成員最多的時候全省達一千多家良藥店。五燈獎的強力播送，為良藥店打開銷路，使良藥品的業績年年成長。臺灣田邊當時邀請銷路較廣、生意興隆的藥局（房）參加「良藥店」，也只有良藥店能批發到臺灣田邊的藥品，一地之良藥店數依市場規模而設定，是一種連鎖性的專屬行銷商。良藥店必須嚴守會內協訂價格，負責推銷產品。臺灣田邊也給予良藥店進藥優惠折扣，一般藥在電視廣告的藥品，利潤大概在5%-10%左右，給更高成數的藥品通常沒有廣告，但良藥店可以獲得臺灣田邊保障的三成利潤，同時也要求會員店配合積極行銷。例如辦理店頭促銷時，裝飾、燈箱、彩帶裝飾由臺灣田邊提供，讓店家發揮巧思進行宣傳，並舉辦店面佈置競賽。在民風淳樸的年代，一般民眾到藥局買藥除了極少數會指定外，多會詢問藥房老闆哪些藥品比較好用？當時的店主樂意推薦五燈獎節目所廣告的田邊產品，一般民眾接受度也比較高。

---

[21] 根據郭清福的描述，良藥會成立時，會員分為北中南三區，計有600家會員，銷售臺灣田邊的四、五種藥品。該會成立後一年（1963），會員數成長到800個，平均月銷售額約1,400元台幣。參閱郭清福，〈談良藥會現況〉，《良藥通訊》6：2。

臺灣田邊駐有日籍董事長兼總經理、協理、技術顧問等，創立之初無論是制度、技術、建廠等都是由日本指導，並每年派員到日本受訓，導入新藥或技術。值得一提的是，當時臺灣田邊的賴德雄藥師研發出一項臺灣獨有的產品：「百樂源」——是漢方十全大補湯再加胺基酸、維他命調合出來的口服液——只在臺灣銷售，直至目前還有很多愛用者。另外，臺灣田邊也將從日本原廠習得的技術擴散出去，部分臺灣田邊員工離職後自行創業，取得很好的成績，像是葡萄王的創辦者曾水照，就曾在臺灣田邊接觸到安賜百樂口服液（Aspara Pan Drink）的生產與銷售，該公司的康貝特（Come Best）口服液，也是類似產品。

臺灣田邊也漸漸導入銷售知識，以本地市場的經驗及定位，自行推出一些改良式的推銷活動。在臺灣生產口服液的日系藥廠包括武田、田邊、大日本、藤澤等，但田邊最為積極，透過五燈獎的歌唱比賽，帶動了臺灣口服液市場的蓬勃發展。口服液盛極之時，市場極佳，員工只需在公司裡等生意上門即可，不用跑業務，電話進來就發貨，甚至一剛滅菌好還熱騰騰時就被經銷商搶購，且利潤頗佳。此一盛況長期維繫，日本口服液市場大幅萎縮後，康貝特、蠻牛在臺灣仍業績長紅。深究其理，首先是因為臺灣業者引進了日本的廣告創意加以改良，達到良好的宣傳效果，第二是定位妥適，將銷售對象鎖定中、下階層的勞工、上班族，在口服液裡面加入酒精，咖啡因含量又很高，滿足他們在工作之際提神，下班之後飲酒的嗜好，第三，價格合理，隨處可以買得到，適合一般大眾的消費習性。

在以成藥、營養品為主力的時期，臺灣田邊只委由一個代理商負責處方藥市場。1970 年代以後醫院的處方藥品占營收比重日益升高，又日本實施健保後，發生非處方藥市場被處方藥所取代的情況，故臺灣田邊預先有所準備，將資源重新配置（這也是五燈獎停播的主因），但不完全依循日本模式，因地制宜，包括1988年成立台田藥品公司，跑遍全省的醫院，將資源大量轉移到處方藥，專門負責醫院、診所端的專業行銷，業績得以持續成長。

藥廠的根基在新藥開發，但新藥開發不確定性高，田邊在日本積極從事新藥研發，臺灣達不到經濟規模，只能引入日本原廠的藥品進行銷售。1980年代起，臺灣勞動力成本不斷上升，環保、勞工權益保障的法規也日益嚴明，外商藥企感到難以負荷，除了不斷整併，也有不少決定移到人力成本較低的中國大陸、東南亞國家繼續發展。日本田邊製藥總部也在此時進行全球性的生產鏈規劃，分別在印尼、臺灣、大陸設有工廠。

一個企業的內部文化，通常受到主事者的經營理念、組織結構、藥品行業型態等因素所牽引。中美製藥[22]自1936年由林金枝成立以來，就不斷在藥品的製造及流通方面精益求精，最早以漢方中藥為主，也曾經營寄藥包成藥的生產。在戰後的發展過程中，一度以蛔蟲藥（痞積餅、海山錠）、避孕藥及環境用藥為大宗，現已發展成為含括藥品製造、零售流通及保健食品三大領域的藥品企業集團，且積極在行銷及通路方面大膽創新，在相對保守的臺灣本土製藥商中，給人耳目一新的感覺。中美製藥屬家族企業，重視人與人的互動，強調「信任」關係，甚至願意犧牲眼前利益來維持連鎖體系公平秩序的原則，體現了家族經營、管理的優勢。

[22] 原名「中米製藥」（米國為日文美國），概因為當時美國予人先進國家之印象，故之以為品牌名稱，強調藥品質量實可信賴。戰後為因應國府的中文使用慣例，擬以中美作為通行的公司名稱，但申請商標註冊時，發現已有同名公司註冊，故以家族事業為發想，乃以「中美兄弟」註冊，延用至今。

中美的發展策略，源於公司長期經營連鎖藥房及專注於供應商（B2B）的佈局（相對於專攻醫院端的處方藥商），由於其製造及販賣的底蘊，後又專注在藥房通路的佈建及經營，中美得以在廣告預算有限的條件下發展出紮根於在地、社區的通路品牌，其廣告宣傳的手法也因家族後輩的參與而日見活潑。

中美發展連鎖藥局體系，與1960年代中部地區出現的藥品經銷商倒閉事件有直接的關聯性。由於帳款難以回收，中美索性將各地經銷收回，自行經營連鎖藥房體系，目的在於分散風險，擴大經營。現任總裁林滄洲當時親自到藥局考察，選擇合作加盟的夥伴。與臺灣田邊類似，中美選擇以感冒藥、口服液為主力產品，並透過會員制度來形成體系。1967年到1971年間，中美在全省擴展了5、6百個據點，成長非常迅速，但如何在擴張的同時做好商圈的區隔，避免會員商家彼此衝突或過度競爭，保持相安無事及一定的獲利空間，是連鎖藥局體系維繫的關鍵。主要的挑戰，包括如何抑制會員間的削價競爭、協調價格，必要的時候，也得用停止出貨等手段來達成目標，這些都需一定的魄力及手腕。

中美的作法是與客戶維持長期密切的、擬似家人的友好關係，而且這種關係是一代代相傳。1966年起，中美在每年春季舉辦歡迎會員回娘家的活動，強調攜手發展、共生共榮。我們可以從兩個儀式作為觀察到中美以至親好友為核心的企業文化：（1）年度春酒（會員回娘家）：持續近五十年，不假外包，由員工自行規劃籌辦，邀請加盟商參加，連年氣氛熱絡，賓主盡歡；（2）每年業務代表第一次出外勤時，由內勤員工獻上祝福，猶如為遠行的家人送行，並祈祝成功。除此之外，中美也透過教育訓練（如提供藥品知識、店頭佈置及銷售技巧等專業課程，以及為藥房的年輕接班者安排實習

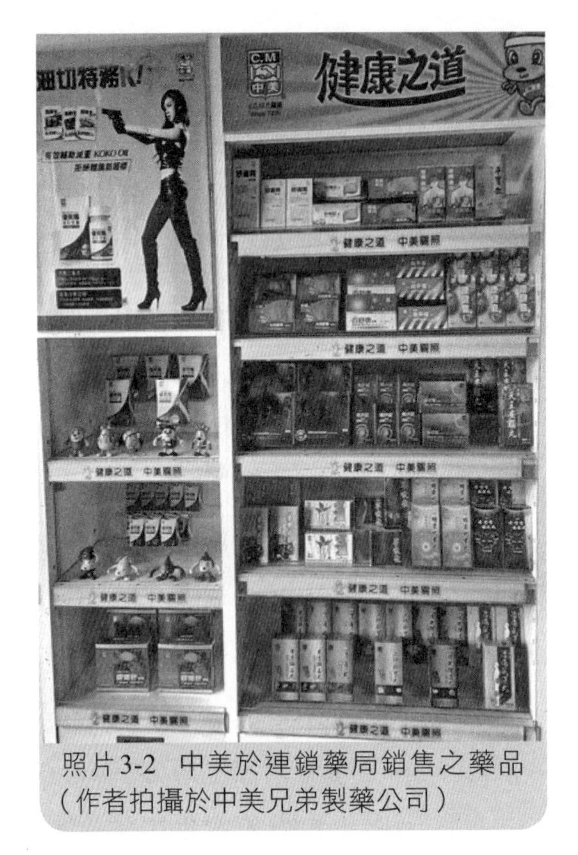

照片3-2　中美於連鎖藥局銷售之藥品
（作者拍攝於中美兄弟製藥公司）

機會等），使得世代傳承在中美製藥本身及連鎖體系並立而行，可長可久。

中美據點遍佈全省，很重視上下游互動規則，積極推動不二價聯誼會，確保顧客在任何一家會員店能以均一價格買到相同藥品，這一來保障了連鎖店的信譽，也形成一種默契關係或連鎖群體。不二價制度這在今天看來似乎是再平凡不過的交易準則，但在當時卻很不容易。不顧行規或體系默契的惡性削價行為，時稱「拼店」（台語），往往讓經營連鎖生意的藥商十分困擾，中美的經驗是：

> 那時有家大藥局每次進貨都是一百萬左右，就是拼價格，同業都受不了，它也不理你，認為進貨量大，你不敢得罪，拿他沒辦法。中美那時還是毅然斷貨，雖然損失，但讓同業跟會員看到中美有魄力，是可以信賴的合作對象，長期而言，還是有利。連鎖體系的發展上，最主要的競爭來自展店，例如當時在南部就發生過兩家店互槓、你死我活打對台的情況，由於雙方態度都很強硬，中美介入協調未果，只好依照先來後到的次

序，認定其中一家較理虧，停止對其供貨，紛爭才慢慢止息。[23]

臺灣田邊及中美製藥的例子，說明了連鎖藥房體系的經營（照片3-2），除了掌握客情，擅於交際之外，更重要的是依實際的情況，規劃不同的因應之道，包括發展宣傳巧思，克服各種銷售及通路上的難題。

（二）銷售方式

1950年代起，政府在美援的支持下，在全省各地建立榮民醫院；同時也整建各地省立醫院及衛生所，以因應民眾就醫的需求，從此公立醫療院漸成為臺灣醫療機構的骨幹。然而，由於早年醫療費用昂貴，在勞保、公保等社會保險普及之前，地區性的藥房及開業診所，才是民間最常利用的醫療管道。情況出現轉變，與赴醫院就診的便利性不斷提高，費用不斷下降有關，人們到醫院求診取代購買成藥，使得中、大型醫院在藥品市場上的地位愈來愈重要。

一般而言，戰後臺灣常見的藥品銷售方式，是透過業務代表在特定地區掃街式拜訪，單刀直入地向開業醫師、藥局（房）推銷藥品，隨著藥品的使用及人際關係的建立，拓展醫院及診所的用藥市場。直到1970年代中期，專業化銷售的概念才開始應用在醫院處方用藥的推銷上，例如中國化學引進美國Syntex開發的Naproxen，因為有Syntex公司充足的技術支持，用藥知識可以不斷提供給醫師，並開始實踐專業化銷售的模式，衝出亮眼成績。與過去以打入

---

[23] 林本源訪談紀錄，2014年1月11日，頁3-4。

省聯標為優先的推銷策略不同，中國化學在推銷 Naproxen 時，一開始就先打下進藥難度最高的臺大、榮總等醫學中心，然後才引入省立醫院，此一成功案例也成為中國化學轉向專業化藥品銷售的重要轉捩點。另外一個例子是糖尿病用藥 Glidiab 。該藥品本來也僅在日本銷售，中國化學經過臺大臨床試驗，後來推廣到榮總，順利打開市場。有了這兩個產品的行銷經驗後，中國化學的業務員在向醫師推廣、解說藥品時，都能夠就產品特點，優缺好壞做詳細的說明。後來與主要生產前列腺素（Prostaglandin）的小野製藥廠合作也取得不俗成績。[24]

1970 年代時，大部分的臺灣本土製藥公司，從事菜單式銷售及削價競爭，也就是提供藥品目錄供客戶選擇，所販售的藥品強調大批購買，以量制價。此外，當時國產藥廠為打入醫院、診所市場，時常透過摸彩券抽獎方式進行促銷。只要消費一定金額的藥品即贈送摸彩券，多買多送，若對中指定期數的愛國獎券或統一發票，就贈送汽車、家電等，以增加買氣。其他產業雖也以類似手法促銷，但很少能發揮到像藥品促銷般的力度，甚至沒有中獎的彩券還可讓醫院抵扣部分藥款。

強生公司1973 年時就曾舉辦獎品包括日系汽車、βeta 錄影機、Sony、增你智落地型電視的抽獎活動（照片3-3）。開獎後，電器行的師傅和強生業務員馬上送去醫院，現場裝設。因為品質好加上促銷噱頭的強力運作，強生得以穩固客群，業績長紅。

隨著國產藥廠的競爭日益競烈，加之臺灣社會日益開放，民眾出國旅遊風氣形成，成為一種身分地位的象徵，也有一些藥廠以招

[24] 蔡喜雄訪談紀錄，2012 年1 月4 日，頁9。

待醫師出國旅遊的方式激刺買氣，但因出國旅遊多委由旅行社辦理，服務品質難以控制、容易產生糾紛，又對於旅遊品質好壞的評價個人主觀因素強，若醫師不滿意反而損害商譽，這種商業手法才漸漸消失。

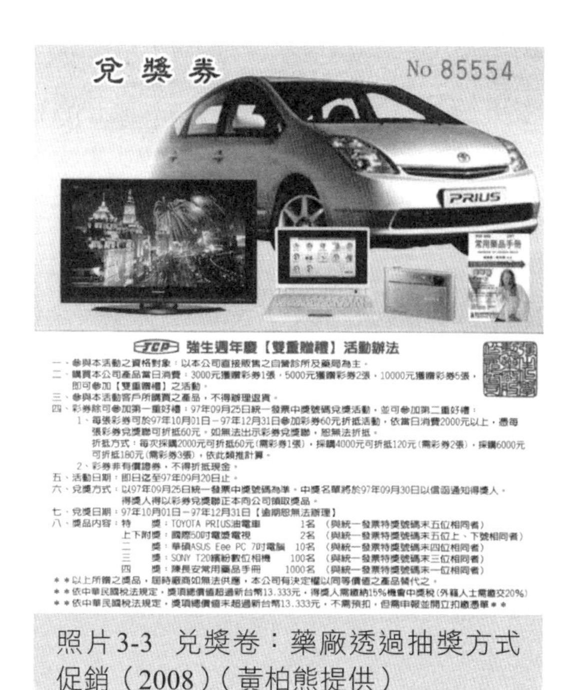

照片3-3　兌獎卷：藥廠透過抽獎方式促銷（2008）（黃柏熊提供）

另外一種常見的商業手法是常用藥品、醫藥器材的切貨折讓，也就是類似大宗貨品批發銷售方式的「切口」貿易。其作法通常是醫院將一個月一張的支票，一年十二張一次「切」出來，以獲得七折左右的購藥折扣（最低達6.6折）。一旦確認藥款到位，藥廠就開設一個專屬的出貨登記帳冊，使用多少藥品就從裡面扣款，年底再結算。1970年代時，一家診所每年的用藥約五、六萬元左右，超過一百萬元以上的訂單即屬大客戶，除了折扣外，尚有5%的現金折讓。

業者人士認為，1980年代以前的藥品銷售利潤佳，較能支應各種推銷活動。有些藥廠甚至用紅利制，將公司的營利以抵扣貨款等方式回饋給客戶，等於是變相的折扣。健保實施以後，價格競爭越來越激烈、行銷規範日益嚴明，此類促銷活動也漸消聲匿跡。

本土藥廠強生化學製藥廠（照片3-4）以錠劑聞名。早期錠劑並不普遍，多半是用紙包的藥粉，藥量並不精確，保存及服用也不

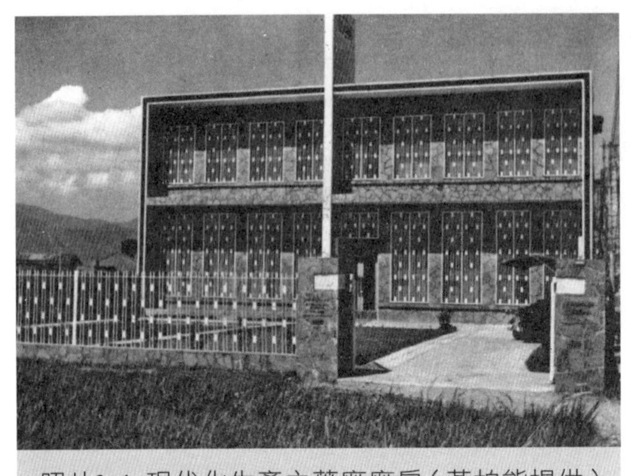
照片3-4 現代化生產之藥廠廠房（黃柏熊提供）

方便，但民眾卻習以為常。《戰後嘉義醫療發展簡史》就記載：「那時候（藥）都是粉啦，不是說像現在做成整顆的，都是『原粉』啦。原粉的名字都是寫在藥瓶子上，那再舀下去馬上量……以前都是原藥下去碾的啦。」[25]而強生是最早推廣錠劑藥品的國產廠之一，曾花費許多心力去改變醫師的認知及消費者的使用習慣。強生藥廠的自身定位是便宜又好用，強調品質精良及產品線的全面性。強生成立之初便受到彰化基督教醫院蘭大衛醫師的肯定，這是因為蘭氏將幾家本國藥廠的藥品寄回英國化驗，檢驗結果發現強生的品質最為可靠，此後彰基就全面採用。隨後嘉義基督教、馬偕等基督教系統醫院都開始使用強生藥品，甚至連這些醫院醫師自行開業後也都指名強生。此外，當時有不少公立醫院的醫師利用下班時間在外開業，添補收入。他們白天在醫院上班時，使用外商進口藥品，但在自己的診所則會使用強生等本土藥廠的藥品。[26]

早期醫院藥劑室（科）主任、醫院藥事委員會掌握了藥品採購權力，有意投標的藥商花費心力及手腕以結交，在業界習以為常，大體而言，知名醫學教授志在取得學術聲譽而非金錢獲利，反而不

[25] 梁妃儀等著，2003，《戰後嘉義醫療發展簡史》，台北：記憶工程，頁21。

[26] 黃柏熊訪談紀錄，2011年12月16日，1-4；10。

用多交際應酬。愈到晚近，藥品的採購人員愈趨於制度化，強調公開透明，藥劑主任雖是藥事委員會成員，但是已不像過去可以單獨指定特定廠牌藥品。價格往往是多數醫院的考量因素之一，但徒具價格優勢，平常未下功夫與醫院相關人士維持禮貌性的往來，也很難順利得標，在強調人情的華人社會，某些交際方式及銷售手法（例如業界俗稱做 C，也就是給予 commission），仍免不了處於灰色地帶。這並不是說想要得標就得削價或應酬，必須視藥品本身的質量及特殊性而有所不同。銷售一個獨特性高，品質好的藥品，或該藥廠長期保有良好口碑，一樣能在市場上勝出，這也是為什麼1980年代以來，藥商紛紛放棄過去為人詬病的銷售手段，以專業化銷售取代宴飲交際，成為藥業發展的主流趨勢。

（三）普羅帕崛起

外商來臺設廠的帶動與外溢效應下，臺灣藥業日益注重藥品流通的專業性。早期外商除了委由代理商經手，也找臺灣人當普羅帕，經理主管也都在地化，協助他們打下臺灣市場。外商藥廠成功實行的業務代表制，國內廠商紛起效猷，很快成為業界主流的模式。一般而言，藥商大多派出非藥學背景出身的業務員（簡單訓練該產品之適應症、副作用等注意事項）到小型公立醫院、醫務所（衛生所、臺電、臺糖、中油）及私人診所推銷；藥學系畢業的專業藥師則被派遣到中、大型院所，對新藥進行詳細介紹，或從事以進藥為目的之臨床試驗。一些外商公司為了要在藥學與非藥學背景的西藥推銷員間做出區隔，將前者的抬頭定為 Professional Sales Representative（PSR），中文的意思就是「專業業務代表」。前述各種以專人負責介紹、推廣藥品的銷售方式，被泛稱為「普羅帕」（propa）模式。

「普羅帕」是拉丁文 propaganda 的轉音，意指宣傳員或業務代表。普羅帕的主要工作是拜訪客戶（注重儀態及銷售、溝通技巧、客戶管理）、介紹藥品（瞭解藥品特性）及點收貨款等，強調腳踏實地的實戰經驗，他們多數不光是應酬拉攏客戶，更重視信任關係的建立。

當時本土藥廠的普羅帕，大多是以 PR（Personal Relationship，個人交情）來推銷。每家藥廠都生產品項繁多的藥品，普羅帕定期拜訪醫師時，總是在寒暄幾句過後，就把該廠的藥品清單（Menu）拿出來，請醫師就依其庫存狀況，點選一些藥品購買。而對於外國藥廠的普羅帕，醫師則是既期待又害怕受傷害。一方面期待他們帶來新的藥品及醫學新知，另則擔心需花大錢購入高單價的進口藥，增加經營成本。[27]

1960 年代市場蓬勃發展，藥業待遇佳，外商藥廠普羅帕月薪約新台幣三千元左右，多半配有摩托車代步，本地藥廠也有近兩千元之譜，收入比別的行業高，工作十分具有成就感。1970 年代市場不斷成長，尤其小兒科生意非常好，兒童患病時，心急的家長時常要求以最佳藥品治療，其平均用藥量又較成人少，小兒診所十分願意購入高價藥品，成為外商主力的客戶。普羅帕待遇優渥，羨煞一般上班族，當時外商普羅帕月薪在五到八千元之間，加上獎金有一萬多元，本土廠商也有四到六千元，同時期小學教師的月薪只有二千到四千元。是以藥學系畢業生都樂意到外商藥廠服務，本國廠商則

---

[27] 引自方承猷提供之手稿。

以中國化學、信東、永豐及永信最受青睞。一直到1980年代初，藥業吸引優秀人才的薪資優勢才被崛起的電子業所取代。

蕭登斌依然記得，在這個銷售為主的年代，藥品業務人員工作相當輕鬆寫意，只需跟客戶維持良好的聯繫，業績目標就能輕易達成。甚至「1972-3年臺灣剛逢第一次石油危機時，醫師經常是準備好現金，拜託你下次有貨來，要給他留多少貨，那時候必治妥的Ampicillin剛上市一顆膠囊18塊錢，一盒1800元，一隻注射劑170多元，藥品非常昂貴，卻也非常搶市。」[28]

1960年代初期交通不便，汽車、機車皆很昂貴，一般業務多半以公共汽車或腳踏車代步，藥廠代表卻騎著速可達、偉士牌上街送貨，相當拉風神氣，時常引起路人注目。在藥業中，歐商、美商率先讓普羅帕配車，日商雖未配車，但也補貼加油費，提供修車津貼，此後本國藥廠才慢慢跟進。一位在臺中開業的醫界耆宿指出，1960年代，藥廠普羅帕是令人嚮往的職業，他寫道：

> 當年的外務員以日本藥廠最多，例如：武田、田邊、大塚、中外、興和等等，次多的才是歐美國家的藥廠，每一家藥廠都有他們自己的外務員，每一家藥廠也都有自己獨特的藥品……當年的藥廠外務員以騎Honda一二五或一五〇，穿西裝、戴墨鏡的黑狗兄造型，經常邀請醫師出去喝酒，所以那時候的茶店仔、菜店、咖啡廳等風月場所，家家都留下了藥廠外務員及醫師的足跡。也許藥廠外務員看起來很風光，令很多女孩傾慕，所以很多診所的護士都被他們娶走或是當他們的小三。[29]

---

[28] 蕭登斌訪談紀錄，2011年12月14日，頁1。

[29] 林瑤棋，2012，《庶民醫療史：臺灣醫壇演義》，台北：大康，頁165-166。

1960年代成立，1970年代快速成長的永信，即透過鄉村包圍城市策略，將目標鎖定在鄉下及山區藥房和診所的通路。1966年7月4日，永信「六壯士」成軍（照片3-5），為永信藥品南征北討。這些業務代表騎著偉士牌機車，在公司指定的臺北新北、基隆宜蘭、桃竹苗、臺中彰化、臺南嘉義、高雄屏東等六大地區，每人負責一個區域，全臺跑透透。周一出發，周日早上還要趕回臺中大甲開業務檢討會議。[30] 業界普遍認為永信的成功來自於其強大的業務團隊，在各大醫院、診所、藥局（房）以人海戰術的方式取得醫師及經營者的信任，逐漸壯大起來。

雖然政府規定每一家藥廠都要聘請一位駐廠或是駐公司的藥劑師，但早年藥業並不重視，多由親友或找人掛名應付了事，曾經還出現一位藥劑師掛名多家藥廠的亂象，後因法規明確規範藥劑師僅能在一家專任，政府嚴格查緝才終結。臺灣許多知名藥廠經營者雖非藥學系出身，但曾經營藥局藥房，或曾在藥廠擔任過普羅帕，由基層工作中掌握產業的知識，時機成熟就自行創業，其中成功的很

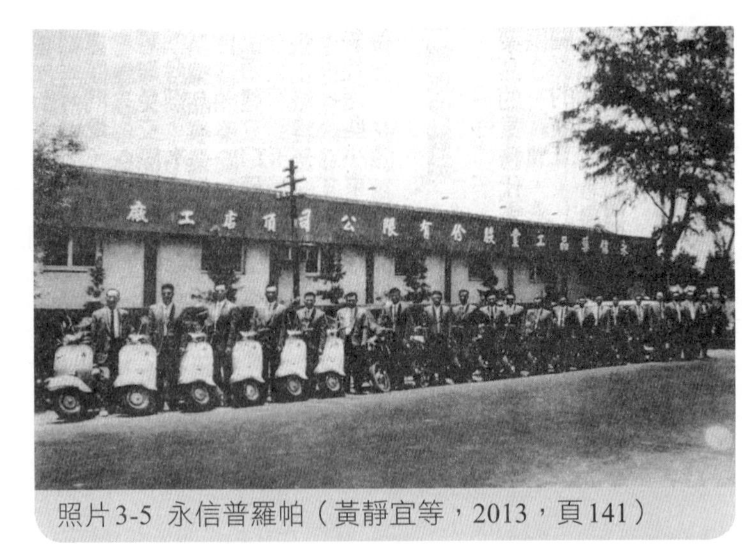

照片3-5 永信普羅帕（黃靜宜等，2013，頁141）

[30] 黃靜宜等，2013，頁138-9。

多，失敗的也不少。

普羅帕在初訪時都會跟醫師留下聯繫資料，再找時間去詳細說明。藥品的銷售活動，基本上是定點定區，早年多半以車站為中心，在放眼所及的地區，以如同選舉掃街般、挨家挨戶步行拜訪醫院、診所、藥局（房）的方式進行，推銷自家藥品，或者透過醫師公會的醫師名冊尋求潛在的客戶，而大醫院的門診表上亦有各科醫師的名字，打聽之下，就不難得知誰是主任？誰比較資深；亦可透過學長、學弟關係請醫師幫忙介紹，打入相關的圈子，以後逢年過節，或是學會活動接觸，熟悉後才開始介紹產品，合則長期配合，真的做不來的就轉介給同事、同業，甚至就此放棄。一步一步打關係、占地盤，建構自己的客戶檔案資料，早期的普羅帕多半以「凡走過必留下痕跡」的掃街方式進行藥品銷售。要想將藥品銷售給大型醫院門檻極高；即使是藥房、診所的掃街式的推廣，打入一家一號亦不容易，在臺北市等大都會更為競爭。此時期臺大、榮總已建立嚴謹的對外互動規範，但不可諱言的，部分公立醫院醫師因收入有限，權威心態或積習之故，收取病患、藥廠紅包、在外兼差開業的情況仍時有所聞，加上行業倫理規範不嚴謹，若干普羅帕為求銷售業績往往不擇手段，少數外商默許普羅帕轉賣樣品藥作為交際費來源，為了建立交情，宴飲、抽佣（有時佣金加交際費可達藥品價格的兩、三成）成為業界心照不宣的商業手段，就連外商也不例外於此一時代慣例。

此時藥界形象為人詬病，還來自盤踞醫院內的不肖單幫客。單幫客係指在醫院出沒的藥品掮客，利用「病急亂投醫」的人性心理，高價兜售俗稱「味素藥」的來路不明藥品或民俗偏方，這些藥品多半沒有實證醫學基礎，卻索價不菲。當時許多醫院都有所謂地頭蛇，帶著醫師吃喝玩樂。同時期有普羅帕雖也不免以抽佣等方式來推銷藥品，但所推薦的至少還是有療效的正規藥品。1970年代末，一些出身外商藥廠的普羅帕，也開始向臺灣藥廠批發學名藥抗生素（如永豐製藥的Cephalorin）來跑公家醫院，但當時沒有行銷，只有推銷，他們推銷手法花俏、服務週到、招待無微不至，甚至有些佣金也給得大方，在市場上非常活躍。

不可諱言的，也有若干不肖的普羅帕利用藥商接受支票付款的商業習慣，上下其手，灌水業績；例如為了要向公司交代，若干普羅帕就拜託熟悉的醫師幫忙創造「業績」，將藥品寄放六個月後再跟公司退貨，在這個半年內他領的是藥廠的薪水，但是作自己的生意。

總體而言，此時期普羅帕因勢而起，操作仍屬規範，並漸漸將單幫客排擠出市場，推進銷售方式的正向發展。

張天德認為，此時尚無行銷概念，也沒有所謂市場法則，甚至看不出什麼勢必可行的路！他自1960年代從事藥品生意，全省跑透透，觀察發現：外商及較具規模的本國廠商在此時期建立起銷售通路，它們依自身產品的屬性，例如內科、小兒科等，鎖定目標客戶，如公家醫院、開業醫、藥房等，作成自有的往來名單、客戶資料庫，普羅帕只需依照名單去跑業務。哪些診所生意好？要怎麼去找到好的客戶？要怎麼樣推廣產品？都是跑出來的學問。生意好的診所是兵家必爭之地，很難見縫插針，等而次之的則讓普羅帕意興闌珊。對藥廠的經營者而言，銷售管理是老闆管歸管，普羅帕做歸做，應是自主管理！若產品好，不跑生意照樣來；有人可以寫出漂亮的報告，不跑也寫了十家，卻只有一張訂單。行銷管理的風潮也跟整個國家的經濟社會型態、企業發展需求有關。當時沒有行銷管理的課程，也較不被注重。又因華人比較注重人情，藥品銷售多半以「人」為本，跑的勤一點，加上利誘之下，沒有什麼特別的困難。[31]

莊俊三1965年畢業後以專業藥師身分主跑臺大醫院，也配合普羅帕去跑一些開業醫。當時資訊傳達不便，也沒有專業雜誌、再教育機制，醫師開業以後幾乎只接觸病患，斷絕了大部分的醫藥資訊的來源。因此，見到像莊先生這樣臺大藥學系畢業的專業藥師，開業醫師總會把握機會詢問許多藥品、醫學新知，且通常會購入藥品。莊氏認為這是因為1960年代藥品品項仍然有限，且藥品占診所的經營成本不到一成，許多醫師更重視治療效果，也盼望從藥師方面得到更多相關的新知，而普羅帕則會在心中盤點上次所進藥品將用盡時，就會邀請藥師陪同前往該診所，這種作法也使藥師專業逐漸與藥品銷售結合，提高商業行為的專業程度。[32]

1977年6月，方承猷的第一份工作在代理外商楊森（Johnson & Johnson）藥品的凱愛公司，該公司總經理陳金松、經理王在斌；而楊森公司經理江宗明，皆曾在外商輝瑞（Pfizer）、必治妥（Bistrol）等公司等任職歷練，這些公司正是最早將現代化藥品推銷觀念引入臺灣的外商。方承猷在這幾位前輩的薰陶下，接觸了許多西方銷售理念及推銷手法。關於如何進行藥品推銷，當時凱愛公司援用的是在國際間行之有年的「六個接近步驟」（six steps approach），從情景分析到操作運用，一步步地達成設定的目標，如何呈現藥品的特色？如何取得客戶信任？具體而言就是讓顧客對你的推銷產生興趣。特別在首次拜訪的情況下，顧客（醫師或藥局）

---

[31] 張天德訪談紀錄，2011年9月16日，頁11-12。

[32] 莊俊三訪談紀錄，2011年8月24日，頁8-9。

面對的是完全陌生的業務代表，排拒心態乃是人之常情，如何讓顧客卸除防衛心，對銷售人員及標的藥品建立信心，都需要進行細緻的模擬演練。方承猷談到，六步途徑的核心，來自消費者購買行為的累進分析（AIDA），也就是從提起注意力（Attention）、興趣（Interesting），而引發購買的意願或衝動（Desire），進而採取購買的行動（Action）。在對產品方面就是使用 FAB 技巧，F 是產品的本質（Feature）好或不好，A 是產品的優勢（Advantage），再把優勢變成客方的利益（Benefit）。這套銷售模式易懂好學，初出茅蘆者用來建構各種適用於不同場合、情景的推銷套路，往往能順利突破不知如何下手的尷尬場面。方承猷也認為，這些國外銷售模式，透過前輩的經驗傳承及個人的消化吸收，已很大程度地免去了生搬硬套的水土不服。當時的普羅帕多採師徒制，由資深的普羅帕（主任、組長）帶新人，一個人扮開業醫師（當時的主力客戶），一個人扮普羅帕現場模擬銷售情況，逐字逐句的對話排演，邊排演邊修正內容、用詞、語氣，甚至用錄音機錄音，不斷反覆聆聽練習，直到表達非常順暢，能夠應付各種問題及突發狀況為止，這個學習過程，也讓方承猷奠下深厚的藥品銷售底子。[33]

在此時期的醫藥結構下，醫院用藥多取決於普羅帕與醫師之間的交情。交際應酬，甚至是給予回扣，仍能影響部分公立醫院進藥選擇；開業醫則因為本身就是經營者，主要考慮如何在藥品的效果與價格之間取得平衡，與藥商的互動自無回扣之事。黃明義就指出：

[33] 方承猷訪談紀錄，2011 年 9 月 27 日，頁 1-2。

交際應酬的時間或花費，其實不像外面想像的那麼多，跟個人的作風也有關係，有的人自己喜歡喝酒說為了做生意喝。是競爭沒有錯，但醫師並不很重視你跟他吃飯、喝酒，這其實是外面的誤解。醫師也會把業務員分類，他要吃飯就找 A。查 paper 找 B，幫他看小孩的就找 C……所謂良好的互動就是你能夠跟人家談同樣的語言，不管是談產品，或者談興趣愛好，或者談醫院的文化，讓他覺得你跟他講的是同一個語言，就會接受你，能夠有共鳴，當然勤勞也是很重要的。[34]

方承猷 1977 年 10 月轉到必治妥公司任職時，該公司已是一個擁有一百多名普羅帕，積極打入大型公立醫院（臺大、榮總及省市立醫院）的大型藥廠。方承猷到該公司後，仍負責開業醫的業務，主推一個剛上市的口服抗生素 Amoxicillin。當時必治妥的產品經理，原本打算直接引入外國行銷手法，強調口服抗生素比針劑有效，就在說明書上畫了針頭裡放一個膠囊的圖樣，但這個作法並沒有打開市場。主要原因在於，臺灣民眾普遍認為生病一定要打針才會好的快，醫師也覺得沒有注射很難收費（當時一般開業醫的診療費含注射約一百五十元左右，就算沒有實際需要，也至少會打一劑維他命 C 或葡萄糖），雖然必治妥推出的口服抗生素比打針效果好，又免挨針，但其行銷模式過於先進，也不符合國情與市場需求，故成效極為有限。重新思考後，方承猷決定利用六步途徑模式，以通俗的語言詳細解說口服抗生素的作用機轉及優點，為醫師分析口服抗生素病患群的可能來源，更能打動客戶，取得醫師的信

[34] 黃明義訪談紀錄，2011 年 12 月 29 日，頁 12-13。

賴及良好業績。某婦產科一次訂購一萬顆，遠超過公司的業績要求，方氏成為年度銷售風雲人物而打響名號。[35]

陳璧榮的父親是醫師，他回憶兒時所見：「會有普羅帕騎車載一個箱子，賣一些安皮西林之類的藥，包裝用的鋁罐很漂亮，箱子打開都很香，我想要那個罐子，小時候看到業務來，都希望我爸買他們的藥。但這些外商的藥也比較貴，我爸看覺得可以，就買來用在比較有錢的病人身上。」他自中國醫藥學院畢業後的第一份工作在氰氨公司，也曾在中國化學擔任普羅帕，不久後外商阿斯特（Astra）來臺灣設立分公司，陳氏因為兩家藥廠的代理合作關係，以及自身能力及英語溝通受到賞識，成為該公司在臺灣的第一個員工，經常騎著摩托車全省跑業務。

早年本土藥廠多半只做診所及藥房進行菜單式銷售（menu selling），甚至透過回扣來爭取訂單。長此以往，藥商的形象不佳，甚至有人認為賣藥不是正經生意，無非賣弄話術，透過宴飲巴結醫師，缺乏專業。但為了在臺南省立醫院推廣產品，陳璧榮偶然得知該院醫師有意進修英文，特別情商摩門教的外國傳教士來教他們英文，他自己也跟著醫師們一起學習英文，過程中建立良好交情，既順利開發新客戶，也努力扭轉普羅帕的形象。[36]

此時期藥品銷售的發展，受到外商的影響較大。雖然為了業績考量，他們亦不免俗地以餐飲、贈禮等方式參與競爭，但除了先進的藥品，外商公司也把系統性銷售手法帶入臺灣，影響深遠。特別是禮來公司著重於學術和產品的專業知識，必治妥公司則將產品專業知識跟醫師的需求結合在一起，被譽為臺灣藥品專業銷售、藥品

[35] 方承猷訪談紀錄，2011年9月27日，頁3-4。
[36] 陳璧榮訪談紀錄，2011年12月21日，頁4-5。

行銷觀念的發源地。

不少臺灣藥界的檯面人物，像是鄭皆和、蕭登斌、李成家、陳文華、陳寬墀、陳金松、王在斌、林榮錦、陳俊良、章修綱、陳位存、江宗明、謝偉斌、方承猷、涂振發、陳永順皆出身於必治妥等外商藥廠。值得一提的是，氰氨公司張豐明積極參與中國藥學會（後改名臺灣藥學會），發起在藥學年會中設立藥品行銷的專題討論，邀請學者專家及資深人員與會，提升藥業的學術性及專業形象，後進一步成立藥品行銷組，這個小組便是後來中華民國藥品行銷暨管理協會的前身。張氏對於藥品行銷專業化的推動，尚包括開風氣之先，回到大學進修（政大企經班）以結合理論與實務，並將相關知識及理論透過研討會、講座等方式分享給業界同仁，讓普羅帕的任務不只是賣藥而已，還包括用藥知識的傳遞，進而建立專業形象。由於他及許多藥業人士的共同努力，臺灣的藥品銷售方式開始邁向專業化，影響了好幾個世代的普羅帕，為日後醫藥行銷師認證奠下基礎，張豐明為臺灣藥品行銷之父實當之無愧。

（四）創業熱潮

戰後臺灣藥業的創業是從代理起家。例如鄭皆和的世強、聖強、協強，皆為規模可觀的西藥經銷公司，代理過 SKF、Robbins 都發展良好。普強（Upjohn）最早的代理商是國防醫學院的藥學教授吳博士。吳博士在大陸時期就與該品牌接觸，進口藥品後再批發給南泰等經銷商，吳氏第一個在臺銷售的藥品就是葫蘆罐裝的 Albanylic 。後來普強將代理權轉由臺大第一屆藥學系畢業生楊啟倫打理，但不久後普強在臺灣設立分公司，將各種暢銷藥品的代理權收回。臺灣東洋創立於1960年，一直以生產學名藥與代理銷售國外藥品為主要業務，1960至80年代，臺灣東洋發展穩健，先後為先靈葆雅、曼秀雷敦、必治妥施貴寶等國際藥廠代工生產藥品，總共擁有兩百多張藥證，生產的藥品種類極多，但每種藥品的營業額卻十分有限，多靠普羅帕強力推銷。[37]

在此時期創業的代理中，目前發展最為成功的包括禾利行，以及代理維骨力的大統公司，同時期發展起來的藥廠還包括南部的南星製藥廠等。

1960到1980年間，臺灣出現了一股藥業創業潮。這股創業潮首先是基於外商收回代理權自行經營，使許多代理商必須自立自強。當時的情況是，外國藥廠在臺灣設立分支機構，收回藥品代理權；也有一些不滿意原代理商之表現的外國藥廠考慮投資規模，只好更換經銷商，要求原代理商將產品交由有行銷能力的廠商總經銷或部分經銷。外商在臺發展策略的轉型，雖壓縮了既有代理商的發展，但也為新一代代理商和經銷商提供了機會與發展空間，很多目前檯面上的公司都是在這個時期成立而嶄露頭角。例如輝瑞（Pfizer）藥品原由陳雲龍代理，輝瑞公司後來轉為與之合資，再見機逐漸收回股份，經此變化，陳氏於是在樹林創辦永裕行德記製藥廠。

總體而言，來臺發展的外商藥廠重視市場調查，排除市場不大、利潤不好的品項，針對醫院特性規劃行銷方案。他們起初對臺灣市場法規不熟悉，多半透過代理商來開拓市場，一旦市場大到可以設分公司，就將代理權收回。本地代理商很快就發現，外國原廠

[37] 何玉婷，2004，《勇闖生技路——12家臺灣生技產業的明日之星》，臺北：聯經，頁37-53。

在市場蓬勃發展時不願讓代理商分一杯羹，業績差就馬上換代理，非常現實。總體而言，代理商的發展與利潤，很大程度掌握在原開發廠手裡，因此真正能生存的本國藥商，終究必須自立自強，找到外國藥廠無法與之競爭的利基，才能持續經營。

另一方面，臺灣人向來以旺盛的創業精神著稱，有著「寧為雞首，不為牛後」，敢於創業的天賦氣質。從唐山過臺灣就是大冒險，淬煉了敢拼、會衝的作風，血液裡有著冒險犯難的基因，非常積極，有機會就去把握。此外，也最重要的是，此時期國際新藥研究進展順利、暢銷藥品輩出；勞保、公保的實施也支撐了臺灣藥品市場穩定擴張，而醫藥市場有地域性及進入門檻，外行人要進入這個行業不容易，行業人士看到前景可期，有發展空間，自然鼓舞了創業熱潮。然而，創業後若沒有再進一步的投資轉型，就很容易被市場所淘汰。以上市場條件為本土創業者提供了大展身手的絕佳舞台。包括臺灣東洋林榮錦、健喬信元林智輝、友華蔡正弘、景安蕭登斌、安強邱景波、美時林東和、瑞安（生寶臍帶血）章修綱、陳位存、寶齡富錦集團（班友）江宗明、謝偉斌、加拿安方承猷、端強企業涂振發、東明藥業陳永順都是此時創業，從經銷商起家，再買下藥廠或自行設廠製造，發揚光大。從藥房經營、開業醫師生意創業起家的是永信、杏輝等目前市面上的知名品牌。

蔡正弘於1968年於Upjohn擔任普羅帕而踏入藥品行銷領域，後代理Upjohn、Aventis藥品，他多次遭遇原廠收回代理權的情況，後自行創業。其創業資金得到家族中許多醫師、藥師親戚支持，隨著規模的不斷擴大，才由銀行融資、公開上市來籌資。在此時期，蔡正弘買下藥廠開發學名藥品，他發現從事學名藥很難拼得過臺灣已存在的大廠，他們產量大，原料穩定，後來決定向Elan藥廠學習開發新劑型、緩釋劑型的藥品來創造利基。

蔡正弘本以代理銷售為業，自行創業後積極轉向藥品的研發、製造。他創業之初與幾位自美國大藥廠退休的研發、法規人才合作，一方面磨合理念，同時積極瞭解國際藥事法規，很快將公司的觸角延伸到美國、香港、菲律賓、新加坡、馬來西亞及越南，在當地建立自己的銷售團隊，其中菲律賓成績斐然，營業額達五億披索。美國市場則是與當地藥廠合作生產學名藥，但是利潤有限，後轉向藥品、美容和食品的多角化發展。[38]

加拿安創業的機緣是因為引進義大利 Perailet 藥廠所生產的必治妥 Amikacin 的學名藥。當時創業的臺灣藥商，幾乎都是以抗生素藥品為主打。方承猷與合夥人每人各出資五十萬，總共四百萬元，資金有限，所以放棄藥房通路（收款票期六個月），專注在開業醫（票期四個月，現金付款另有5% 折現）及公立醫院（當月或下個月即可收到貨款）。方承猷及其夥伴創業時，公、勞保已上軌道，藥商多以搶進入勞保用藥清單來決勝負。當時藥品的價格是由勞保局來審訂，投標時，第一關要藥事委員會通過，第二關在省衛生處辦理聯合招標，廠商會儘量把底價做高；接著是第三關，標完以後才送到勞保局核定，關關都需要打通。這些看起來簡單，但是某一個環節出錯就要等上一、兩年，資金一旦燒完公司也就到倒閉了，過程艱辛，風險也很高。

強生製藥公司的創業資金及人才主要來自家族親友。強生創辦人黃保定並沒有技術背景，也不是藥師，與郭志仁合夥創業後，再找來臺大醫院藥師方添燈負責藥廠技術。黃氏專長會計，最初是在

---

[38] 蔡正弘訪談紀錄，2011 年 12 月 27 日，頁2-6。

好漢賓藥廠任職，結果藥廠出現財務問題而倒閉，領不到薪水，只好自行創業。因地價便宜，強生最初在三重某騎樓下的三間店面開始營業。[39] 做開業醫師生意除了少數口耳相傳的介紹，基本上是一間一間診所、醫院去拜訪，請他們訂藥。一間診所招牌剛掛上去，普羅帕就馬上要去拜訪，新區域更是如此。透過掃街來開拓市場，也過濾客戶。強生以糖衣聞名，是黃保定一次次失敗累積經驗而成，技術如此，生產、財務等也都歷經相似的學習過程。強生創業初期的周轉金來自親戚資金，發展四十年來，幾乎每年都有利潤。

黃柏熊1990年代初擔任強生製藥總經理，2000年接董事長。該公司早期專營開業醫市場，考慮到保障開業醫師生意，不讓病患到診所以外的藥房可以買到相同的藥品，強生放棄藥房通路，將事業定位在以處方藥為主。以產品的治療領域而言，強生早期以胃腸藥、維他命為主，產品線不斷擴大，近年來則轉以精神科用藥。[40]

劉秋生創立優良公司時，向同事、好友及親戚集資3,600萬元。但蓋完廠後手頭上就沒資金投入營運。當時曾有朋友向劉秋生介紹一家外商銀行，對方說借錢可以，但要給些「意思」（紅包），劉氏不願走此後門而婉拒。正當愁著發不出薪水時，華南銀行的某分行經理直接到工廠來拜訪，提供壹佰萬元信用貸款。加上一些劉氏要求經銷商訂貨時先付一半現金，交貨時再付另一半，如此滾動周轉，公司才慢慢上軌道。[41]

杏輝以皮膚科為主，家族集資在家鄉宜蘭設廠。李志文1970年高雄醫學大學畢業，畢業後先在派德（Park Davis）藥廠擔任普

[39] 臺北縣三重市公所編，2009，《三重工業史》，臺北：臺北縣三重市公所，頁302。

[40] 黃柏熊訪談紀錄，2011年12月16日，頁10-13。

[41] 劉秋生訪談紀錄，2012年1月5日，頁12-13。

羅帕。於1977年在宜蘭縣冬山鄉設廠，以壹仟萬元資本成立，由其同班同學游健偉為廠長，鎖定開業醫師與藥房市場，專事藥水跟藥膏的生產，千禧年公司上市前才轉向集團醫院、癌症用藥的行銷，由於杏輝掌握了通過FDA認可的紫杉醇原料來源，其癌症藥品廣獲國內醫師信賴，占有臺灣紫杉醇癌症用藥一半的市場。目前，杏輝集團以李志文為董事長，資本額為16.13億新台幣，除了癌症用藥的研發外，其營收比重仍以軟膠囊化妝品、軟膏類、錠片為主。[42]

1970、80年代外國藥廠開始重視臺灣市場，大藥廠成立分公司、建廠生產；規模小的也透過代理商打開市場。鑑於商機可觀，部分外商公司在市場穩定後，即支付補償金收回代理權，徹底切斷與代理商之間的關係；或者讓代理商只留下發送藥品、代收藥款等簡單工作，而把重要業務收回分公司自行經營。因藥品公司不斷的設立，提供了大量專業經理人及專業行銷人員職位，開啟了臺灣藥品行銷蓬勃發展的時期。

值得注意的是，若干在匱乏依賴時期創業的臺灣本土藥廠，也在此時有不錯的發展。例如1936年創立的中美製藥是家族企業，目前負責營運的總經理林本源是家族第三代接班人，也是從1970年代進入中美，從總務部門最基層的工作開始，一步一步接觸營業、貿易部門的層層歷練。他對子女接手家族事業的看法是，既要有興趣也要有能力，要求他們畢業後一定要先在別人的公司任職，學習工作態度及基本功：

---

[42] 鄭秋桂等人，2004，〈臺灣生技製藥業之經營策略研究——以杏輝藥品公司為例〉，國立中央大學臺灣經濟發展研究中心研究報告2004-0002，中壢：中央大學。

> 因為家族企業，公、私之間分際很難，像在辦公室到底要稱我父親為董事長或多桑（日語：父親）？他是日式的管理模式，我受的是美式的教育，在溝通上會有很多的不一樣。到最後還是要叫爸爸，因為是家族公司，員工都知道，如果在美式的公司就必須要用董事長來稱呼。但是我的孩子現在就用職務來稱呼，我父親是威權式領導，沒有討論的空間！我的領導模式是走團隊，團隊就要有很多的討論。[43]

中美最近已有上櫃、上市的規劃，但僅限於二廠的部分，母廠仍維持原有的經營體系，採取折衷、分流的作法。除了考量上市、上櫃有許多不確定性及風險，特別是經營權易手的負面案例，也因為該公司總裁林滄洲認為：「上市是為了資金及人才，引來的資金是市場上的熱錢，而中美本身並不缺資金；人才方面，現在發展相當平穩，每年成長獲利，接班者也能發揮所長，冒然上市、上櫃只會稀釋了對公司的經營管理權，甚至假手他人。第二，公眾公司的效率未必較佳，可能連買一張椅子都要董事會開會同意，現在的股東、董事都是自己人，要施展什麼都很容易，發展也比較穩健。」[44]這種觀點，很能代表臺灣許多第一代藥業創業者的想法。

第四節 ▶ 從模仿學習到創業自立

此時期市場的演化及發展：由寄藥包轉成銷售（推銷）導向，進而邁向行銷的萌芽。模式間既有相互依循的痕跡，也出現較明顯

43 林本源訪談紀錄，2014年1月11日，頁6。

44 林本源訪談紀錄，2014年1月11日，頁5。

的變動。例如藥房銷售延續了成藥廣告及地區化經營的路線；醫院處方藥的通路上，則日益強調專業化的推廣，而不再只是客情的掌握。

在藥品廣告管制不甚嚴謹的年代，成藥及營養補充品的商業形象透過新興的電台、電視深入每個家庭；但處方藥品則必須經過醫囑，兩者有著完全不同的市場機制。1960 到 80 年代，藥品推銷一則是面向普羅大眾的成藥，一則是以開業醫師為主的處方藥，前者以置入性廣告搭配連鎖藥局通路，市場大開；後者透過普羅帕全省跑透透，建立起商業版圖。隨著處方藥市場的擴大，藥品走向專業化銷售，普羅帕必須透過訓練來建立專業，包括行程安排、取訂單（FAB 解說）、收款、客戶服務等都是學問。

與外商競爭帶給臺灣廠商跨文化及國際接軌經驗，強化專業銷售的素養。外商對臺灣藥業的影響包括：（1）導入專業的藥品行銷和推銷方法，培養專業藥品行銷人才。（2）推廣處方用藥需有證據基礎（evidence base）的概念，使治療效果明顯提升；此時期也開始有一些本土經理人自行創業，發展非常成功。現今藥業的檯面領導人物中，即有不少出身外商，從最基層的普羅帕做起，在 1970 年代創業，從小企業一路成長為跨國藥廠，也奠定臺灣從事新藥開發的基礎。

藥業獲利穩定，較不受景氣影響。自老牌的代理商禾利行、大統貿易、資生、興南起，臺灣藥商有很多都是家族企業，目前傳至第三代接班者有之。1960-80 年代興起的代理商中，永信、杏輝等知名藥廠都積極轉型，安排子女修讀醫藥、行銷、管理相關科系。永信李芳全家族到美國發展數十年，生達范進財的公子也在美國十年，杏輝李志文公子在加拿大，都有國際歷練。第一代開拓市場後，多會培養兒女成為專業經理人掌舵。本土藥廠亦會從外商挖角專業人才擔任部門負責人，以利接班佈局。但亦有一部分藥廠仍然維持創辦人一人決策的模式。規模較大的藥廠多走向上市、上櫃，專業經理人分工經營的模式，不必然由家族後代接班。

行銷崛興（1980～2000）

1980 年代以來，臺灣邁入富裕社會，民眾用藥也隨生活型態產生質變；另由於社會保險涵蓋範圍擴大，以及法人醫院崛起，就醫管道不斷增加。過去到藥房指名購買電視強力廣告之成藥、營養補充品，以及在居家附近診所就醫拿藥之習慣，已有所轉變，由於交通方便、診金及藥價差異不大，人們更時常到大型醫療院所看病、拿藥。

1980 年代起，公共衛生不佳所導致的感染性疾病漸漸減少，反倒是在生活壓力、營養過剩等因素影響下，慢性病及精神疾患，逐漸增多，成為影響人們生活的隱患。

就制度面而言，政府推動 GMP、cGMP 制度，臺灣製藥的品質大幅提升，民眾用藥更有保障，廠商間不再只是投入無止盡的削價競爭，開始構思新的發展趨向；而藥品專利、臨床試驗等法規的完善，以及「全民健保」的實施，更使藥品市場的遊戲規則全然改觀。

在此同時，臺灣藥商也積極模仿外商的行銷組織及手法，業界興起一股創業及創新的風氣。1980 年代中期，部分藥界人士開始到政大、臺大等大學商學院進修，許多出身外商的藥業經理人也彼此串連，在 1980、90 年代間相繼成立藥品製造、代理、行銷等專業公協會，推廣各種適合臺灣市場調性的行銷概念。1990 年代中期健保實施後，處方用藥需求量大增，行銷觀念更廣為藥界所接受，專業行銷乃成為藥品流通的主導性模式。

此時期值得關注的發展，還包括經濟全球化的競爭壓力下，臺灣藥業人士一方面向外尋求發展，透過代理及海外生產銷售等方式，開發兩岸、東南亞及亞太新興市場；另一方面，也有藥商嘗試擴大國內藥品的流通管道，開發各種新產品進軍各種藥妝、營養保健品市場。

第一節 ▶GMP、全民健保與專利

(一) GMP 到 cGMP

臺灣優良藥品製造規範（Good Manufacturer Practice, GMP）制度脫胎於美國全面品質提升（overall quality improvement）的概念，強調從研發、生產到銷售流程的品質管理，主要精神即「做你所寫，寫你所做」，1980 年代起在藥業領域廣為流行。[1]

[1] 關於臺灣推動 GMP、cGMP、PIC/S 的過程，請參閱陳惠芳等，2013，《臺灣藥品 GMP 的蛻變與成長》，臺北：衛生福利部食品藥物管理署。

1970年代末起，臺灣藥品市場興盛，藥業進入戰國時期，本土藥廠因缺乏技術及管理概念，製藥水準停滯不前，流於削價競爭及五花八門的推銷手法，外在形象不佳，發展面臨瓶頸。基於保障國人用藥安全，也為了配合當時正在發展的、新興的生物科技領域，政府自1980年代初決心推動GMP制度，投入許多心力向業界宣導，尤其希望得到本國藥廠的支持。推動的第一步，乃由衛生署藥政處、藥檢局、經濟部工業局及臺灣區製藥公會共同擬定法規草案，不斷討論、修訂。在此同時，製藥公會作為業者與政府的溝通橋樑，在工業局的支持下，負責GMP的宣導與培訓。製藥公會的作法是，開辦每梯次為期四天的GMP輔導員訓練班，由工業局長徐國安親自出席主持，要求各藥廠必須派員參加，培訓合格的學員，再分派至藥廠進行GMP輔導工作，收效卓著；公會也聘請劉秋生等三位專家定期在會所為藥廠的硬體更新規劃，提供諮詢服務。

其次，為了有效推動GMP，產、官、學人士也曾組團到日本考察相關制度，對於日本藥業致力追求GMP標準的工作精神，留下深刻印象。1980年9月政府成立「發展製藥工業聯合輔導小組」，由政務委員李國鼎督導。1982年1月13日，由經濟部、衛生署等相關單位共同成立「GMP聯合推動小組」，同年公告「推動國內藥廠實施優良藥品製造標準輔導獎勵措施方案」，宣布國產GMP廠所生產的藥品可優先列入省立醫院藥品聯標，甚至提供免審查即列入藥品採購清單的配額，增加廠商配合參與的積極性。[2]

第三，GMP推動的過程並非一帆風順。政府固然積極輔導藥

[2] 藥政簡史編輯委會員，2011，前引書頁42-43。

廠轉型合併，並提供工業用地減稅及低利貸款等優惠，但1980年代初期願意配合達成GMP規範的國內藥廠並不多，這是因為要建置符合GMP規範的藥廠，必須在設備、廠房及作業流程上投入鉅額資金及心血，經營者除了要有投資的眼光及魄力，還需要品管、法規等專業團隊的協助，不難想見業界當時的觀望心態。許多傳統藥廠反彈強烈，認為GMP政策前景未明，不如持成守舊，得過且過，甚至是賣廠轉業，何必辛苦轉型。因此GMP政策推動後，最明顯的變化就是國內藥廠數目逐年下降。1982年時，政府要求所有藥廠須於1988前達到符合GMP規格之標準，隔年僅有14家通過，1984年19家、1985年29家、1986年50家、1987年也只有85家完成GMP規範；期限展延一年（且執行實務上放寬標準），有206家達成，隔年再增至231家。[3]

1988年起，政府輔導未能或不願投資GMP標準的業者轉型，予其生路及退場緩衝，推廣全廠委託辦法，允許未達標但擁有藥品許可證的藥廠可委託其他廠商生產。1993年，將委託製造的概念引入相關規範，允許藥品分段委託製造，符合國際趨勢。

GMP在臺全面實施後，全球製藥的品管標準仍不斷提升，國際藥品市場競爭日益激烈。為跟上國際潮流拓展外銷市場，並進一步保障用藥安全，政府於1999年5月推動《現行優良藥品製造標準》（current Good Manufacturing Practice, cGMP），要求藥廠將製造規範提升至國際水準。cGMP旨在規範藥品出廠前的每一步驟，都需經過嚴格的確效作業評估。進一步地說，cGMP就是在GMP基礎上，要求以科學證據（數據）來證明製造、品管及各項支援系統的

---

[3] 范佐勳，2001，前引書頁204。

有效性及適切性，保證藥品品質的穩定性及一致性。確效是 cGMP 的真諦，cGMP 藥廠必須事先制定執行計畫書，留下完整紀錄。[4] 為了達成此一目標，政府公布了「藥品確效作業實施表」，明訂全國藥廠應於 2001 年 7 月 1 日前，完成支援系統、儀器、設備分析方法中，至少一種以上之關鍵製程完成確效作業（第一階段 cGMP）；臺灣於 2005 年完成藥品全面確效作業規範，同年度達到 cGMP 標準的國內藥廠計 163 家。

2002 年，臺灣加入世界貿易組織（WTO）後，必須與各國藥品競爭，政府積極爭取加入國際藥廠稽查公約組織（PIC/S），及建立國際間 GMP 相互認證機制。截至 2014 年年底，已有一百家藥廠通過 PIC/S 標準。

GMP、cGMP 的相繼實施，大幅提升了臺灣製藥產業的實力，使臺灣藥品品質得到全世界公認，也使得藥業臺商到大陸及鄰近國家發展時，具有一定的技術及制度優勢。

政府為了推動 GMP 及生物科技發展，才開始規劃政策，但對於藥業實際情況的掌握相當有限。以產值預估報告的編制為例，早年相關單位的作法，無非就是邀請公會代表，根據少數代表性廠商對市場的經驗，提出約略的數據或比例，就據以推估來年的發展情況，缺乏嚴謹的資料分析與市場評估，遑論形成完善的管理辦法或產業政策。然而，隨著與國際接軌的需要，以及 IMS 等專業組織在臺成立分支機構，進行市場調查分析，統計資料才逐漸系統化，為政策的推動提供較為可靠的數據基礎。

不可諱言的，GMP、cGMP 施行的過程中，不免曾出現法規僵

---

4 范佐勳，2001，前引書頁 207。

化、限制過多，先緊後鬆，以及互踢皮球的事例，進而影響了政策的成效及落實時程。再者，政府透過 GMP 制度來提升臺灣藥品品質立意良善，但是臺灣藥品市場有限，國產藥品價格偏低，政府提供的輔導及補助十分有限，也引起藥界人士的抱怨，認為「又要馬兒好，又要馬兒不吃草」。GMP 政策的推動，在北部及中部基本上得到藥商的支持，但南部的傳統藥廠反應就較為激烈。

作為藥業喉舌，臺灣區製藥公會以技術推動委員會對 GMP 提供政策建言；另在爭取提升藥價、改善投標機制方面，則是透過國產委員會來反映廠商意見，時常處於一方面配合推行 GMP、cGMP，一方面向政府抗議的矛盾狀態。時任理事長的蔡喜雄指出，「GMP 即將完成的時候，經濟部工業局撥款要求製藥公會做廣告宣傳，理、監事會決議不配合執行。因為許多會員廠商認為 GMP 做都做了，大家成本提高，但藥品的價格卻沒有增加，公會拿了政府的錢後，還須自己負擔配合款，不要也罷。」[5]事實上，製藥公會會員組成駁雜，包括製造／銷售、本土／外商、中西藥、進口代理、先進落後等不一而足，例如代理商、外商便不曾面臨本土廠商從傳統廠房升級到 GMP，再提升到 cGMP 規格的投資壓力，要兼顧不同的立場、利益，建立集體共識，誠屬不易。

政府為了回應本土廠商的疑慮，也採取了一些必要措施。當時擔任衛生處第四課課長，同時兼省立醫院藥品採購承辦的李舜基認為，GMP 制度的推動，政府在要求廠商投資的同時，也必須讓配合的業者有一定的發展空間，否則無異緣木求魚。對此，他提出將符合 GMP 標準的藥品引入省立醫院聯標，為國產藥品創造市場的

[5] 蔡喜雄訪談紀錄，2012 年 1 月 4 日，頁 1-2。

作法，不僅改革了藥品聯標體系，也加速了GMP的推動進程，可謂一箭雙鵰。

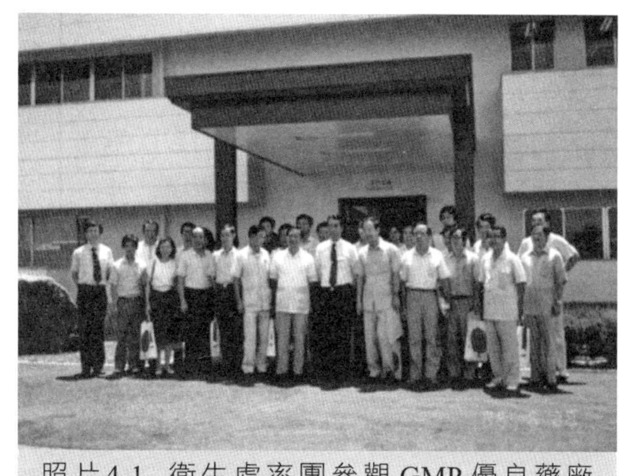

照片4-1　衛生處率團參觀GMP優良藥廠（1985）（李舜基提供）

在實際推動上，李舜基首先帶領各省立醫院的副院長、藥劑科主任等負責藥品採購的主管，參觀永信、生達、南光等第一批通過GMP認證的本土藥廠，提升醫院對國產藥品的信心及使用意願（照片4-1）。其次，過去省立醫院的藥品標案，必須在各個醫院通過臨床試驗，由醫院的藥事委員會核可後才往上呈報，往往曠日費時。在舉辦第五屆省立醫院聯標案時，李舜基提議保送製藥公會推薦的200項藥品，第六屆保送300項藥品，此一作法保障了GMP藥品有一定的基本市場，廠商更願意投資改善生產品質，也更願意參與投標。第三，在投標制度方面，為了同時兼顧公平競爭與鼓勵進步，李舜基設計出一種表格，該表匯集各GMP藥廠之工廠、土地、雇員、營業額、水電費等資料，將之全部輸入電腦，依得分排序，將藥廠按梅、蘭、菊、竹分組投標，嚴禁跨組競標，避免削價造成劣幣逐良幣的現象。第四，在藥品定底價的制定上，省聯標所採購的學名藥，無分進口或國產皆以八折計價，GMP國產藥廠依其綜合評分，得到90分的再打九折、80分的再打八折。此一作法在保護原廠藥專利權的同時，也使得投資GMP的國產廠有一定的報酬利潤，既能壓低省立醫療院所的總體進藥成本，也顧及了藥廠的發展空間。[6]

（二）專利、臨床試驗等法規

藥政以大眾的健康為優先，未必契合產業發展的思維。然而，藥政法規所產生的連動效應，卻時常影響著產業的發展，臺灣藥事法規隨著經驗累積及與國際接軌而日益嚴謹，十分強調依法行政，但在執行上是否能兼顧各方現實，而不致抹殺立法的美意，亦非常關鍵。

戰後臺灣政府曾透過管制外匯及進口來保護本國藥業，但保護政策使得國內廠商缺乏創新意願，只透過拉關係及削價競爭來維持生意；也由於藥業在臺灣長期處於相對封閉的體系，藥品製造及流通缺乏嚴格的監督、審核機制，在一段不算短的時間內，全省偽、劣藥問題叢生。嗣後藥品進口管制逐漸放寬，外商來臺設廠發展，政府日益重視藥品品質及專利後，情況才有所改善。臺灣藥品查驗體系（圖4-1）是逐步發展起來的。許子秋擔任衛生署長時期，政府注重藥物審查問題，從美國引進查驗登記制度，並且派員赴國外受訓。黃文鴻等種子成員受訓回國後，進一步推動藥政改革。舉其要者，如藥品進口的申請，只要有一國採用證明並在完成臺灣臨床試驗，就予以通過；亦或者該藥品的臨床試驗結果在國外被認可、規模合乎標準，也可視為新藥准許登記，甚至獎勵。

法規對於藥業發展的影響顯著，有時一項條文裡的一字之差，往往帶來天差地別的結果，甚至決定廠商的命運，乃至藥品市場的

[6] 李舜基訪談紀錄，2012年01月12日，頁1-3。

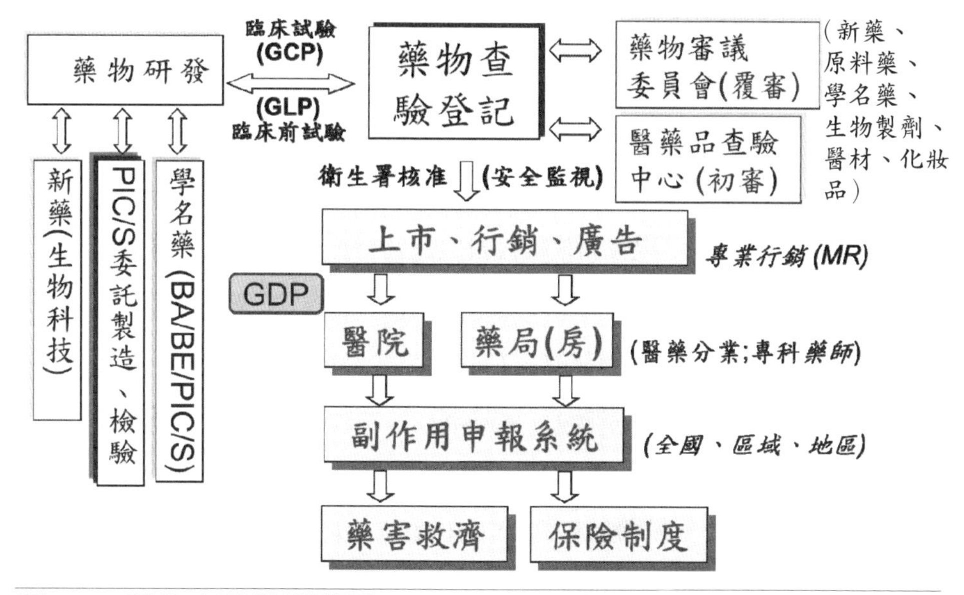

圖4-1　藥物查驗登記體系

資料來源：胡幼圃提供

遊戲規則。以藥品登記為例，一項藥品必須取得藥證才能銷售，很可能經過某些藥界大老的游說，相關條文一修訂，就阻斷了平行輸入的市場，影響一些單幫客的生意，甚至讓未持有藥證的原廠也不能販售該藥品。爾後專業經理人漸成業界主流，藥品專利與臨床試驗的法規日益嚴謹，私下游說的風氣漸為公開的政策辯論所取代。

1985年，政府修訂《專利法》，承認「化學產品」專利；除非開發新藥，以模仿見長的臺灣藥商只能開發專利過期之「學名藥」。在此之前，臺灣藥品專利保障有限，加上執法不嚴，仿製藥品的情況相當普遍。1990年代初，在美國301條款的壓力下，藥品專利權在臺灣才普遍獲得重視。1994年元月，《專利法》再次修訂，將醫藥品專利期間延長至20年。1994年藥品廣告加重了罰則，藥事法對偽、劣藥的罰款也提高到六十萬至兩千五百萬。

從結果而論，「七七公告」與「雙十二公告」是藥政史上對國內藥業產生影響最大的行政命令。

1993 年 7 月「七七公告」實施後，我國新藥的安全監視期延長為七年，但新藥必須在臺灣執行臨床試驗，才能享有行政保護，即監視期前五年、第二家以後的廠商需有同等規模的臨床試驗，才能申請藥證。而滿五年後，其他學名藥廠欲申請藥證，也必須持有合格的生體相等性／生體可用率（BA/BE）報告。在「七七公告」實施前，新藥查驗登記只需檢送國外臨床文獻報告，爾後均需檢附於國內醫學中心執行之臨床試驗報告。「七七公告」在實務上以第一家廠商所設計的臨床試驗作為門檻，對於創新者更有保護，提升了國內臨床試驗的水準。「雙十二公告」著重在銜接性試驗，要求在查驗登記時提出銜接性試驗報告，使臺灣更進一步參與新藥跨國臨床試驗，為我國的新藥開發打下基礎。這兩項公告帶動國內新藥的臨床研究及 CRO（Contract Research Organization/Clinical Research Organization）公司的興起。[7]

除此之外，資料專屬權（data exclusivity）的協商，也是藥政史上的重大事件。1980、90 年代某些美商在藥品專利過期以後，想在臺灣保留資料專屬權，後來又要求以第一家從事相等性試驗的廠商為產業登記審查準則，以保有其市場的獨占地位。資料專屬權在 WTO 架構底下進行協商，要求一律平等，國民待遇、最惠國待遇等，當時大陸、日本在藥品資料專屬權的談判上已做了讓步，臺灣受到很大的壓力。余萬能回憶到，當時主導談判的王惠珀：「以美國資料來說明，讓美國人也沒話講，就按照我方所提，三年開始申

[7] 藥政簡史編輯委會員，2011，前引書頁 215；218；222。

請，加兩年，五年以後就直接授予藥證，此外，一項新藥若在任何國家開始上市，三年內沒進入臺灣市場，就不能享受相關優惠，使臺灣的藥品資料專屬權在國際上維持很好的尊嚴，外商雖給壓力但講道理，但要理清據明才做得到。」[8]

《藥物藥商管理法》1970年8月17公告實施後，將「藥劑師」正名為「藥師」，同時也是我國藥政發展的重要轉捩點。1993年時，該法進一步提升為《藥事法》。從《藥物藥品藥商管理規則》、《藥物藥商管理法》，一直到《藥事法》的演進，步步都是執行經驗的累積。比方說，早期藥品取得工廠製造許可證才能販賣經銷，衡量市場運作的實際需要，法規也開放藥商可委託藥廠製造。以前違規廣告僅罰三萬到十五萬，現在最高裁罰可高達兩千萬元。又如1960、70年代時，若干不肖業者在中藥裡摻入咖啡因、甲基賀爾蒙、副腎皮質賀爾蒙等西藥，以製造療效迅速之假象；但服用者時常出現過敏、傷腎、傷肝、甚至「藥到命除」的現象。《藥物藥商管理法》公布之後，此類偽、劣、禁藥就要依刑事案件移送法辦，情節嚴重影響國民健康的，處兩年以上十年以下有期徒刑，有危害健康之虞者，也要送行政處分，這才杜絕中藥摻西藥的亂象。[9]

（三）全民健保的實施

若論影響藥業發展的關鍵制度，全民健保給付制度當列首位，它不僅改變了民眾的就醫習慣及用藥行為，使得臺灣藥品總體市場，也較能被預期與估算。1980-90年代是本土藥廠的黃金時期，

[8] 余萬能訪談紀錄，2012年2月20日，頁6-7。

[9] 李舜基訪談紀錄，2012年1月12日，頁4-5。

健保初期藥品市場擴張十分可觀，但當時的醫療資源已開始集中於醫學中心及大型醫院，健保期望轉診及自付額分級制度來落實大醫院醫大病、小醫院醫小病的作法未見預期目標。早期民眾因便利性考量，多就近到開業醫診所就醫；健保實施後，大醫院能夠開立慢性病連續處方箋（慢箋），取藥亦稱方便，吸引許多人就診，一般開業醫診所漸難與之競爭。反映在藥品需求上，健保實施後，藥房及開業醫在臺灣總體市場不斷萎縮至二成左右，醫院則快速成長至近八成。處方及非處方藥市場結構逆轉的趨勢，足見健保影響之大。在市占率上，國產藥品在藥房及診所有所斬獲，而進口藥品則在大型醫院占有較大市場。甚至有藥業人士認為，臺灣藥品並非自由市場，更趨近於社會主義管制經濟，出現政府定價、醫院砍價，健保降價（藥價調整）的惡性循環。由於市場競爭激烈，藥廠利潤消蝕，不少原先只生產處方藥的國內廠商轉而進軍成藥、指示用藥、保健食品市場，打造這些新興領域的研發與行銷團隊。

一項社會保險的實施，意味著病患數量增加，藥品市場規模及業績金額也可望往上提升。1995 年健保實行後，常見疾病皆納入健保補助的範圍內，民眾只需繳納掛號費及定額部分負擔，便可獲得醫療服務。診療完畢後，診所醫師依據處方簡表、大型醫院醫師論量計酬向健保局申請給付醫療及藥品費用，健保局便依其內容審查後核給。健保實施初期因為納保率高，準備金又十分充足，醫藥人士無不卯足全力，不落人後，出現醫院先蓋先贏！進藥先跑先贏！病患先收先贏的熱鬧榮景。

1990 年代初期，藥事經濟學（pharmaco-economics）引進臺灣。此一概念對藥品的估值體系有巨大的影響，在健保制度下，因不直接付費，病人跟醫師用藥時不會特別留意，浪費醫療資源的行為，將使健保難以維持下去。過去缺乏機制向醫師及國人來說明，藥事經濟學讓藥效跟資源利用的評估科學化，有利於整體的決策考量。

健保藥價的核定，係由健保局依據全省十大醫療院所，以及省、市立聯標之各廠得標價，採其中最低價而得。藥商若有同成份、劑型、劑量之產品尚未能為上述醫療院所使用時，則該等藥品之價格當比照已收載成分最低價。許多藥品因競標而致價格低落，甚至出現同一成份、劑型、劑量之各廠牌價格差異甚鉅，市場不公平競爭的情況。又健保局對一種藥品之核價與該藥之市售價格有所差距，該差距即所謂之「藥價差」或「藥價黑洞」。對此，健保局傾向採行對同成份、同規格藥品給予單一藥價給付的方式，來解決藥價黑洞問題。然事實上，健保核價原則主宰了藥品市場的生態後，醫院經營及藥商獲利端賴藥價差，藥價基準一經公告，每年一度之競標又拉大藥價差之幅度，使獲利不斷壓縮，本土藥廠已是勉力經營、滲淡求存，而擁有最新專利藥品的外商，也不會降價求售，反而可能選擇退出臺灣市場，以免影響其全球收益。[10]

業者人士普遍認為，由於沒有辦法滿足醫療機構的合理給付，健保局只好默許藥價差的亂象，藥價差若不存在，醫療收費必然大漲，健保也將難以維持。數年前，八大藥品公協會曾經跟健保局、衛生署協商，嘗試提出將所有藥品打八折作為健保價來一次性解決藥價差問題。然而業界願意降價，但健保局不敢接受，因為精算後發現，即使是打對折也無法解決健保財務問題，亦難面對醫院的獲利需求。

[10] 范佐勳，2001，前引書頁229-231。

健保總額預算實施後，賦予醫院固定的總額。往往是哪家藥廠提供的價差高，就能夠得標。健保藥品核定價難以更動，醫院議價態度強硬，兩邊夾擊，整體利潤萎縮，惡化經營條件，廠商間重回比拼價格及人際關係的老路，更難兼顧品質提升。

全民健保制度下實施的醫藥分業及特約藥局制度，促使傳統藥局轉型。但由於醫師不願釋出處方箋，藥師亦難有發揮的空間，兩個專業團體間爭議不斷，立法游說也一直持續較勁。

第二節 ▶ 市場轉型與集團醫院

隨著公衛及醫療的進步，國民平均餘命不斷增加。1980 年代以前，臺灣公共衛生不佳，求診的患者以感染較為多見，抗生素為最主要的治療藥品，但經濟轉好，人民生活水平提高後，情況完全不同：過去是營養缺乏，現在是攝取過多，高血糖，高血壓、高血脂等「三高」患者大增，且由於都市生活步調快，壓力大，官能性疾病增加。1990 年代也是暢銷藥（blockbuster）輩出的時期，在強力行銷規劃的推動下，威而鋼等藥品不僅利潤驚人，也為藥商打響了知名度。

（一）市場轉型

經濟發展，臺灣越來越富裕，民眾負擔得起昂貴的進口藥品，也更重視健康。2000 年以前，臺灣是亞洲國家中最被看好的藥品市場，藥品消費名列前茅，營業額甚至一度是南韓的五倍，前景一片光明；同時期的民主化發展，也使政府在藥事施政上更重視民意的支持，推促藥業持續發展。

1. 治療領域

由於社會發展步調加速，飲食改變及環境污染，1980 年代以來，高血壓、高血脂及高血糖等「三高」所引發的心血管、腦血管及糖尿病已成為新興的用藥領域，醫院也願意用高價購入三高藥品。然而，治療三高的藥品不斷推陳出新，這些藥品的作用機轉也大不相同，醫師必須根據不同病因，選擇不同機轉的藥品來處方。

受到西化飲食習慣及交際、應酬文化的影響，腦血管（中風）及心血管（心臟病、高血壓）疾病在臺灣日益普遍，成為國民健康的一大隱患。一般而言，當血液中的膽固醇含量過高，容易堆積在動脈內壁，導致動脈狹窄而引發腦血管及心血管疾病。由於1970年代以前缺乏機轉明確的有效藥品，醫界早期治療心血管方面之疾患，多半是利用血管擴張劑、利尿劑或蛇根鹼（Reserpine），對於頑性高血壓病症，有時也會將此三種藥合併使用；之後藥廠陸續研發出乙型交感神經阻斷劑（Beta Blocker）、鈣離子阻斷劑（Calcium Channel Blocker, CCB）等。回顧1980 年代市場上最暢銷的「三高」藥品，乃是必治妥與施貴寶合併後上市的血管收縮素轉化酶抑制劑（Angiotensin Converting Enzyme Inhibitor, ACEI）。但此類藥品常引發咳嗽等副作用，市場的地位很快被血管張力素受體阻斷劑（Angiotensin Receptor Blocker, ARB）所取代。

1995 年 3 月，輝瑞主推之 Norvasc 亦是此領域的代表性藥物。Norvasc 上市後不久，即引起致癌風險的爭議。惟當時負責推動該藥品行銷的林達宗，妥於運用行銷手法，引入大量國際報導及學術期刊論文來釋疑，甚至使許多醫師認為不用此藥就是落伍。事實上，該藥物相對而言副作用最少，又因行銷得法，連續13年蟬連臺灣藥品排行冠軍，創下前無古人的空前紀錄。

糖尿病是一種體內胰島素分泌失衡所造成的疾病，當血糖上升至肝臟吸收糖份的極限，人體便會藉由尿液將糖份排出體外，使細胞脫水，造成多吃、多喝、多睡等三多症狀，時常引發其他嚴重的併發症。1983年，糖尿病開始成為國人十大死因之一（見附錄四）。

精神科用藥的發展方面，禮來藥廠的百憂解上市後，相關藥品的市場大開，許多藥廠投入研發。

1980到2000年是各種治療領域全速拓展的年代，各種藥品輩出，代理商透過本土化的通路及更專業化的行銷方式，多能取得不錯的成績。例如蕭登斌的公司，就在同時期陸續引進了許多新興治療領域藥品，例如癒爾尿酸錠（Urinorm）、住友製藥合作的鎮靜劑Erispan、治療氣喘的Xanthium等，這些藥品多能締造可觀業績。但他也指出：「藥品的開發越來越困難，大家就轉去做保健藥品及健康食品。主要是因為健保藥品要不要核准是操控在別人手裡，核准了以後要不要使用，價格、利潤多少也是掌握在別人手裡，做得好不好不取決於你盡了多大力量，完全掌控在別人手裡，那就是健保。所以我們經營一塊可以由自己的promotion effort和marketing strategy來決定成敗的市場比較實在。」[11]

2. 通路發展

然而，健保不斷壓縮藥價給付，迫使部分藥商為維持資金流，

[11] 蕭登斌訪談紀錄，2011年12月14日，頁8-10。

開始拓展處方藥以外的市場。全民健保採取醫院總額預算制度來框限預算，實施每年一度的藥價調查及調整，藥品價格持續走低，藥廠利潤年年下降，本國藥廠的市場占有率雖高，但銷售金額卻很有限，可謂慘淡經營。藥商轉而革新既有的藥局通路，維持企業的生存（表4-1）。

表 4-1　臺灣藥品通路結構的變遷（1984-2010）

<table>
<tr><th></th><th colspan="2">1984</th><th colspan="2">1990</th><th colspan="2">2000</th><th colspan="2">2010</th></tr>
<tr><td>開業醫</td><td rowspan="2">10,041</td><td rowspan="2">70.4%</td><td rowspan="2">12,971</td><td rowspan="2">53%</td><td>8,214</td><td>10%</td><td>8,742</td><td>7%</td></tr>
<tr><td>藥局</td><td>10,752</td><td>14%</td><td>18,190</td><td>14%</td></tr>
<tr><td>醫院</td><td>4,233</td><td>29.6%</td><td>11,497</td><td>47%</td><td>60,087</td><td>76%</td><td>98,828</td><td>79%</td></tr>
<tr><td>合計</td><td>14,274</td><td>100%</td><td>24,468</td><td>100%</td><td>79,054</td><td>100%</td><td>125,759</td><td>100%</td></tr>
</table>

資料來源：IMS 提供，單位：百萬元新台幣

1970、80年代，藥師數量增加，公會推廣「示範藥局」認證，凡經核定為示範藥局者，可掛上「親自執業」、「專業藥師」等標示。但為了生存，藥師執業的藥局除了販售合格成藥及依處方箋調劑，也兼售廣播電台、電視廣告藥品及保健食品。1990年代初，屈臣氏等跨國複合式藥局風靡全臺，供應各種常用藥物、美妝用品及營養補充品；美吾華懷特集團則與美國 Medicine Shoppe 合作成立博登藥局。一些對市場較敏銳的本土藥業人士，也開始切入連鎖（藥局）領域，例如躍獅、佑康等中、大型連鎖藥局都是此時期發展起來的，其中躍獅成立最早，丁丁則是全臺第一家以婦、幼產品為導向的連鎖藥局。外資連鎖藥局和本土連鎖藥局的差異在於，前者以「藥妝」為主，主要業務則是化妝及醫美產品等，後者則販售一般成藥及保健用藥，並提供處方箋的調劑，不過隨著兩者的快速

展店，不斷增加營業項目，此一區隔也日益模糊。連鎖藥局為爭取客源，常以會員、集點等行銷手法來鞏固客源。[12] 而目前健保局鼓勵醫院開立慢性病連續處方箋的政策，也擴大了連鎖藥局的發展空間。

（二）集團醫院成主流

在長庚等大型財團醫院崛起之前，是各地公立醫院全盛的時代，同時期臺灣的私立醫院主要由國外宗教團體所創辦，如馬偕紀念醫院、耕莘醫院、彰化、嘉義、屏東、臺東等基督教醫院，營利並非首要宗旨，且這些醫院經營規模有限，多依賴外界捐款來維持。[13] 長庚等大型的財團法人醫院的出現及其經營方式，為臺灣藥品市場的經營帶來很大的衝擊。長庚醫院的經營模式，廣受其他大型財團醫院所仿效，甚至改變了教會醫院、公立醫院的經營模式，救人為先的宗旨，逐漸為講求成本、效率的商業化模式所取代。

1970 年代中期起，一些財團看好醫療產業前景，陸續成立大型醫院，強調將企業重視管理與績效的經營模式導入醫院的運作當中，盡可能創造最大利潤，這些大型連鎖醫院，其中已有不少發展成為醫學中心或區域重點醫療院所。1976 年成立的長庚紀念醫院（臺北院區）不僅開風氣之先，其企業化管理方式也成為中、大規模公立醫院的標竿。發展至今，長庚系統醫院已先後在林口、基隆、高雄、嘉義等地設立分院及兒童醫院，成為占健保醫療費用十

[12] 藥政簡史編輯委會員，2011，前引書頁 161-162。

[13] 吳明彥著，2013，收錄於葉金川等，《光陰迴廊：臺灣百年公衛紀實》，臺北：五南，頁 90-91。

分之一強，急慢性病床破萬的醫療體系。

長庚醫院建立後，陸續有許多大型醫療院所發展起來，掀起一股法人醫院的風潮，其中包括：國泰綜合醫院（1977，另有內湖、新竹分院）、亞東紀念醫院（1981）、臺中榮民總醫院（1982）、慈濟綜合醫院（1986）、成功大學附設醫院（1988）、新光吳火獅紀念醫院等；早期設立的宗教、大學醫院也邁向大型化，包括馬偕紀念醫院（1957年創辦，後發展淡水、新竹與臺東分院）、彰化基督教醫院、奇美醫院、振興復健醫學中心、高雄醫學大學附設醫院、中山醫學大學附設醫院、中國醫藥大學附設醫院等。地區性的中、大型醫院，則包括桃園敏盛醫院、苗栗李綜合醫院、臺中沙鹿光田醫院、臺中澄清醫院、彰化秀傳醫院及臺南新樓醫院等。[14]

1980年代，臺灣經濟發達，政府有更多的資源投入公立醫療院所的建置，也因為受到財團法人醫院所帶動的醫院大型化風氣影響，臺大、榮總、三總及各省立醫院紛紛要求政府撥款整建、擴建或新建院區。首先是退輔會於1980年代陸續撥款擴建臺北榮總及其門診大樓，並先後成立臺中榮總（1982）及高雄榮總（1988）；其中臺北榮總更承辦臺北市立關渡醫院及省立宜蘭醫院，開公立醫院委託經營之先河。緊接著教育部也在1990年代初期，支持臺大醫院擴建中山院區（另有公館院區及雲林分院）建設新的醫療大樓，國防醫學院也在國防部支持下建設內湖的三軍總醫院。

公立醫院的管理，政府預算多只支持硬體建設，不包括其它的費用，導致醫院要靠藥價差，否則難以維持；在大型化之前，醫院行政管理費約占營收的2%，後已提高至5-10%，多出來的費用需要

---

[14] 檔案管理局，2007，《發現百大衛生關鍵事蹟：公共衛生重要檔案展》，臺北：檔案管理局，頁32。

自行籌措，藥品及醫療器材就首當其衝。在開業醫診所部分，有的醫師專注行醫，用藥不受外力（銷售手法）而有所動搖，有的仰賴普羅帕提供的資訊作判斷，或取決於交情及藥商所提供的服務。當中也不乏唯利是圖，斤斤計較，分毫必爭，貪得無厭者。早期某些省市、軍方醫院醫師將藥商所提供的回扣視為某種津貼，財團醫院成立後，此種惡習漸漸被業者所淘汰。

在此同時，政府也整併原有的中、小型醫療院所成為地區、區域醫院，並透過公開招標、委託經營的方式，讓營運良好的醫療集團來接手公家醫院。秀傳醫院經營臺南市立醫院、高雄醫學院經營高雄市市立醫院、臺北醫學院營運萬芳醫院等，皆是醫院公辦民營的代表性案例。

長庚等財團醫院成立，取代公立（省、市立）醫院成為藥品進用的重點單位，藥品行銷的必爭之地。同時由於財團醫院採行「利潤中心」等企業化作法，藥品進價不斷被壓低以確保獲利成數，其他體系醫院隨後也群起仿效。醫院集團化或策略聯盟的發展，固然提升了經營效率，但也造成了國內醫療資源、病人過度集中，醫院集團各擁山頭，搶奪健保資源的亂象。由於許多公立醫院聯標系統在進藥時，要求提供醫學中心使用證明，著眼於聯標藥品較佳的利潤成數，藥商多以取得馬偕、慈濟、中國醫藥大學、奇美等醫院採用為第一目標，一旦被這些醫學中心級的財團法人醫院採用後，競爭各大聯標多能無往不利；長此以往，許多醫院集團挾其規模及醫學中心地位，議價籌碼大增並不斷壓低藥價，使藥商叫苦連天。

第三節 ▸ 公協會與行銷專業化

在1960-80年的普羅帕年代，藥品推銷多半是單線單兵作業，直到三高產品跟精神科藥品在1980年代成主流後，透過經營學會的方式打入醫院，並串組全省聯合行銷，組織性的行銷活動日益普遍；相關公、協會的成立，也加速了行銷專業化的發展，單兵作戰被組織、團隊行銷所取代。

兩千年前後，臺灣藥廠因生產成本不斷提高，全民健保市場漸趨飽合，積極開發亞太地區的新興市場，其中又以中國、港澳、新馬等華人社會為初期基地，一些較具實力的廠商也嘗試挑戰日本、美國等高度發展的醫藥市場。世界各地藥品市場大不相同，無論是由當地業者代理、設廠製造乃至於跨國行銷策略及佈局皆需要重新摸索，過程中的挫折與學習，也讓臺灣藥界累積了寶貴的跨國經驗。

（一）行銷專業化

1990年代，處方藥市場穩定發展且後勢看好，業界一改過去交際應酬的手法，更重視藥品及行銷的專業，在此一轉變過程中，結合藥品新知、臨床、實證醫學研究的醫學會，成為藥品推廣的重要模式。

臺灣醫學會一般都在醫師節前後舉行，醫學會會場可見到藥商設攤展示藥品，例如心臟用藥就在心臟科醫學會，抗生素就在感染科醫學會，還有急診醫學會、創傷醫學會等，跟自家產品線有關的醫學會，藥商就會去參與設攤。特別是當一個新藥剛問市時，很多醫師會來詢問藥品的相關資訊。

另一方面，1980 年代以來，診所、醫院四處林立，醫院集團化的發展，各專科醫師的陣容相當龐大，藥廠建立客情的手腕更難施行；更重要的，專科醫師考試制度的推行，也使醫師重視學術發展，皆為藥品行銷引入更多專業元素。作為行銷手段，藥商提供經費支持臺灣醫師出國學習新知，順道招待旅遊砸錢不手軟。在國內，實際推動的方式是組織某藥品或治療方式的學術討論會，主要仍是由該領域的醫師自主召集進行純學術討論，藥廠並不提供藥品或宣傳文書，也不干涉其主題，業務人員也只協助文書行政、聯絡安排、場地佈置，接送演講者等、只招待飲料及點心，較之送禮或吃喝酬酢，成本極低，又可建立正面形象。然而一旦成功建立起聯繫，不但能增加藥品資訊的曝光度、打開市場通路，甚可不必行銷，就有醫師找上門來詢問相關資訊，或要求協助舉辦類似會議，久之成為一種固定的行銷模式，取代過去的銷售方法。

早期中區交通不便，醫學會多數集中在北部，中、南部醫師參加往來很不方便。由於臺中榮總的成立，開啟了本書作者賴宗成打開醫學會行銷的機緣（運），一開始是心臟科，其次是胸腔科，第三是皮膚科，第四是急診醫學，推動相關領域的研討，後來以治療領域及醫院系統為單位，由中部向南部複製擴散。作者賴宗成時任地區經理兼產品經理，負責推動醫學會式行銷。此模式非常成功，一直延續至今，應用的科別及藥品也不斷增加，相關配套措施及推藥策略，成功延長了產品的生命週期，鮮明的專業形象及堅實人脈，也形成該公司在若干醫院進藥時的保護膜，即使品項有限，其藥品也不會輕易被同質的國產學名藥低價競爭所取代。

對普羅帕而言，銷售三高藥品必須以藥品的特點作訴求，才能夠保持比較高的利潤。這是因為除非在技術上有很大的突破，否則三高新藥在醫院的推廣並不容易，就算普羅帕解釋的很清楚，醫師也不見得信任，但如果邀請到該領域的權威學者、醫師來演講，介紹新藥的應用，推廣最新的治療知識，情況會很不一樣。事實上，將新藥引入國內，最快的方法是直接將國內意見領袖、權威醫師帶到美國、歐洲參加各科醫學會（照片4-2），讓他們聆聽最新的嚴謹研究、新藥臨床試驗成效，瞭解後回到臺灣成為新興藥品及治療方式的專家，透過專業的、學術的管道將新藥資訊擴散出去。

更具體的說，1980 年代以前，藥品並無特別的推銷手法，無非運用銷售技巧跟客戶的建立關係，完全業務導向。但降血壓藥，治療潰瘍的突破性藥品出現後，系統性行銷就日益普遍，臺灣第一個執行行銷觀念的藥品是胃潰瘍藥 Tagamet 。早期普羅帕可以說是單獨宣傳，1980 年代慢慢趨向注重學術研討會。學會也可看作是一種群體行銷，召集一群醫師在飯店舉辦，請國內、外的專家來介紹新的產品，行銷行為從個別一對一，轉為集體的行銷或傳播。那時

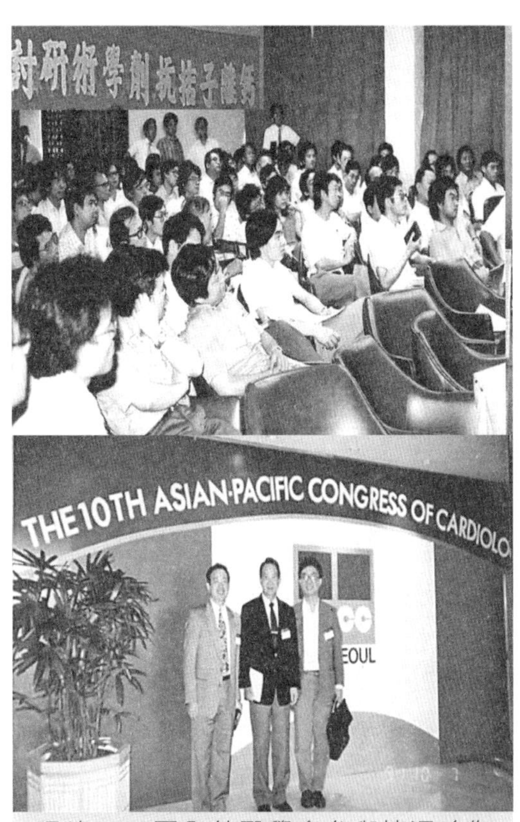

照片4-2　國內外醫學會參與情況（作者賴宗成提供）

北、中、南各地都有這種研討會。藥業行銷人員扮演的角色從單純與醫師面對面，變成組織系列活動，因為資訊、網路發達，現在藥業代表只扮演一個媒介的角色，醫師的自主性比較高。以前普羅帕到醫院去，醫師會留時間討論，現在有些醫院表示藥廠代表不可打擾，根本不能夠進去。

值得注意的是，即使是強勢的暢銷藥品仍要行銷，而1980年來的新藥進入臺灣，幾無一例外地都透過醫學會來行銷（表4-2）。實際作法是藥商透過專科、次專科醫學會，來影響治療的指針（guideline），讓各醫院來遵循，甚至還能影響健保局給付的標準。醫學會儼然成為藥品行銷大展身手的場域。

表4-2 1980年代以行銷觀念推廣之暢銷藥品

藥名	適應症
Tagamet	胃潰瘍 H2 Block
Losec	胃潰瘍 PPI
Mevacor（MSD）	降膽固醇
Mevalotin（三共）	
Lopid	降三酸甘油脂
Xanax	抗焦慮，抗恐慌
Prozac	SSRI 抗憂鬱藥物 SNRI
Halopenidol	Atypical 抗精神病藥物
COX II	止痛消炎藥
利尿劑 ß-Block Tenormin 1980 CCB Adalat ACE- I Catopril ARB Diovan	降血壓藥

資料來源：沈克紹提供

1990年代以來，三高藥品成為市場主流，過去抗生素年代靠拉關係建立交情的作法已行不通，新藥推廣成為一種知識擴散的過程，藥商與醫師間存在一種相互需要，彼此合作的關係，醫師需學術知名度及人望，藥商為其製造機會，舉辦學術研討會，邀請外國大牌學者、知名教授使之結識；並協助拉人充場面、協助接待，甚至對於高血糖藥品的推廣，藥廠還必須聘請專門護理師，成立衛教教室，引入第三方組織的協助。相對的，醫師為了要跟國際接軌，累積新藥使用經驗，也很願意說服病人使用新藥。

然而，這種專業行銷卻也衍生出部分醫師恃寵而嬌的現象，過去招待遺風再現，就是醫師請親人、學生來參加，將研討會變成家庭餐會；或出國開會要求搭乘商務艙或以旅遊為主，學術為次。隨著藥品利潤不斷下滑，舊藥缺乏利潤，高價新藥引進不易，加上法規及業界的自律日嚴，國際大藥廠都相繼提出《行銷管理規範》（Code of Practice, COP），嚴控招待醫師出國開會的經費核銷；甚至在醫學會場的展現攤位中，醫療器材廠商已占大宗，藥商逐年減少。

一般而言，企業多從製造起家，才漸次發展出銷售的組織，銷售網絡健全後才推展至行銷。也就是說，最早是製造導向（production orientation），歷經銷售導向（sells orientation），再來才是行銷導向（marketing orientation），這是一個商品、通路到整體性的建構。戰後臺灣藥業基本上也沿著此一發展路徑演化，但不同類型、國別的藥廠仍有其獨特的經營理念、願景、企業文化或傳統作風。就在臺外商而言，日商與歐商、美商之間就有顯著的差異。日系藥廠重視客情建立，但也有銷售上的訓練，與之往來的醫師比較會認人不認公司；歐、美系以市場行銷活動為主，往來的醫師認公司產品不認人，業務代表是誰沒那麼重要，本土廠臺灣的藥商多半缺乏培訓，又推學名藥，互相取代性很高，多比價錢，人際關係影響的比重較低。日商因較早來臺發展，早期的市場占有率比較高，臺灣有很多醫師到日本留學，加上臺灣民眾又特別偏好日本的藥品。日商早年來臺發展時，多半透過強力推銷的方式來經營產品線，但是到1970年代，歐、美藥商進軍臺灣後，依行銷導向（marketing orientation）的模式來發展，對臺灣藥品市場影響很大，甚至日商也得跟進這樣的趨勢，不斷調整策略，才能在市場上繼續占有一席之地。許多日系藥廠最初只有銷售部門，1980年代左右，才設立行銷部，這也顯示了專業行銷的趨勢已開始萌芽。

研究出新藥固然難得，但要將新藥推銷出去，則是另一門學問。早期藥廠訓練多半只訓練銷售技巧，1980年代起才漸漸進展到管理及行銷層面。臺灣的行銷訓練機構，最早如中華徵信所、臺電目標管理訓練名噪一時，此後來臺外商紛紛帶入自有的訓練體系，聘請外籍講師來臺教授、推廣。從單純的推銷切入到行銷領域，除了觀點的轉換，在行銷企畫及執行上，也需要諮詢醫師、藥師、臨床試驗、行銷專業人士，使藥品行銷團隊化經營逐漸成型。一些新創業的本土藥廠走向行銷，就十分借重過去的外商經驗及人脈：

> 我請過去的同事來幫忙，並跟一些世界性的大公司保持聯繫，請他們來幫忙training，他們要將藥品賣到臺灣，我們就可以從中學習，瞭解他們的作法。第一，全世界現在治療領域的觀念是什麼？另外，他們訓練外務員的方法是什麼？有什麼值得學習的地方？[15]

---

[15] 蔡正弘訪談紀錄，2011年12月27日，頁7。

早年藥廠沒有專責的產品經理，普羅帕掃地兼敲鐘，組織架構、人員規劃、產品說明書都要自行編寫，將外文資料翻譯成中文，只要東西賣得出去就好了。外商羅氏（Roche）是非常早設立專責產品經理的公司，藥品不做直接販售，而是妥善規劃、收集資料，進行整體行銷。羅氏1988年時聘請專職編制內的行銷研究員（marketing researcher），為臺灣首創。這種專業的手法收效宏大，吳國男回憶2000年開始籌備，隔年正式上市羅氏鮮（Xenical）的情況：

> 羅氏鮮是FDA第一個正式核准的減肥藥。羅氏委託A.C. Neilson調查臺灣的市場規模跟可接受售價，並列出「讓你酷」在內的中文名讓衛生署選，但後者考量民眾可能會產生不切實際的期待，只准許用跟產品功效差十萬八千里，怎麼都link不起來的羅氏鮮。民眾都一直期待，國外報導這是多好的減肥藥，像威而鋼般轟動。當初就是為了趕著上市，只好用羅氏鮮，不然要等多久？A. C. Nealson的估計是說第一年一億五千萬銷量，我們就照這個量去進貨，但一上市第一批貨就全部搶光，之後還要排隊，因為好銷整年都在缺貨中，第一年賣了六億兩千萬，在臺灣應該是一項紀錄。[16]

早年產品經理（product manager）還不普遍，頂多就是藥學會年會時進行若干經驗分享、討論，臺灣藥品行銷能夠萌芽成長，一定程度上要歸功於在外商任職的專業經理人。他們除了研讀商管書

---

[16] 吳國男訪談紀錄，2011年12月14日，頁6-7。

籍、雜誌自修，也有不少人重回校園，就讀當時各大學才創立不久的商學碩士在職專班。莊俊三在1977年報讀政大第13期的企經班，把在政大商學院司徒達賢、許士軍、柴松林等教授課堂上學到的行銷觀念、市場分析的方法推廣到業界。當時，市場行銷在臺灣還是很新的概念，遑論被實踐。莊俊三以同時期一些從美國取得MBA學位回臺發展的藥業人士為對照，他們回臺後照本宣科地用美國行銷模式來推銷藥品，但因不符臺灣市場而一敗塗地，只能黯然地離開。由此可見，實際銷售經驗十分重要，每一個市場都不一樣，有其複雜性，必須先去瞭解它，不是用想像的，或教科書怎麼寫就照本宣科地複製。莊俊三與蕭登斌等人組織臺北市藥業行銷聯誼會（Pharmaceutical Marketing Association, PMA），每個月輪流在會員的公司開會，從政府公布的藥品進口統計，來推估市場規模及動向，另外也邀集外商公司的銷售、行銷經理，要求共享市場評估資料，由於當時市場正不斷成長，相關資訊縱使外流，也不致對公司利益產生太大影響，更重要的是，其所代表的是業界一股推廣行銷，提升專業化形象的無私理念，也才能將臺北市藥業行銷聯誼會等公協會組織建立起來。[17]

藥業公、協會的成立除了凝聚組織力量，與政府進行政策的溝通與游說，也在行銷專業化的過程中扮演重要角色。

（二）公協會的角色

早期行政機關獨大，藥政主管單位往往逕行決定政策，廠商只

---

[17] 莊俊三訪談紀錄，2011年8月24日，頁12-13。

能被動配合；而藥政機關通常是社會現象、利益衝突發生後才去面對、瞭解問題，也有一部分政策出於主事者主觀的意念，與業界缺乏溝通容易失敗。因此，藥商在發展上時常受到不合時宜法規的束縛。此一情況在1999年精省後，行政緩衝層級消失，中央政府必須直接面對基層，才開始有所轉變。2001年《行政程序法》公告後，政府行政程序都要公開，行政權壓縮，政策須經一定程序公告，業界也可以提供修改意見，或透過立委施壓。余萬能的觀察是：

> 坐辦公室人想的法條，有些是不合時宜的。所以業界通常先找行政機關談，行不通時才以立法委員施壓。有利益衝突的法案很難通過，就要進入協商，業界為了他的想法，去要求立法委員立法，立法委員一人提案，十五人聯署就可以進入審查了，要找十五個立委很簡單，但是會不會過，就要看全體運作，業界透過立法委員提案，政府就要提相對的法案，進到立法院一讀二讀審議討論，就開始拉扯。[18]

臺灣最早的藥業公、協會是臺灣省製藥公會（後改名為臺灣區製藥工業同業公會）及臺灣西藥商業同業公會。[19]在進口藥品方面，早年因經濟部編列的《中華民國商業團體分業標準》中並沒有「西藥代理商」一項，依法不得成立公會，只能在臺北市進出口公會下設西藥小組，作為進口藥業的聯誼和溝通平台，但西藥小組的對外行文，皆需進出口公會理、監事會通過，曠日費時，制肘頗多。

因為衛生署、健保局、藥檢局及許多聯標單位均屬全國性單

[18] 余萬能訪談紀錄，2012年2月20日，頁5。

[19] 以下未註明出處的公協會介紹，皆摘寫自各該組織之公開網頁。

位，再加上90年代人民團體法放寬，使1980年代末至1990年代初成為藥業公、協會組織輩出的年代。1987年成立的臺北市西藥代理商業同業公會，即由進出口公會西藥小組演變而來。該會的成立源於1986年，和安行盛維恩有感於既有組織無法有效代表藥業發言，為爭取藥商的權益，邀請久裕、吉發、大統、嘉德、景安、雙正、文德、禾利行、友信行、大眾行、泰凱行、雄恆行等主要西藥代理商，以及第一製藥的周萬吉、羅氏藥廠的吳國男等人共同籌組全國性的進口藥品的同業公會，另因中國化學、永豐、信東等本土製藥廠也代理外國藥品，也邀請他們加入。由於人民團體法的規定，至少要有兩個以上的省屬公會聯名，才能夠成立一個全國性的工會，但絕大多數的代理商大都在臺北市，又同年西藥被列入分業標準，盛維恩即代表向臺北市政府社會局申請成立「臺北市西藥代理商業同業公會」，並出任第一屆理事長。

1989年《藥物藥商管理法》修訂案正在立法院進行審查，鑑於尚無全國性組織可向衛生署等中央機關提出建議，於是臺灣省西藥商同業公會聯合會、臺北市西藥商同業公會、高雄市西藥商同業公會遂聯合向內政部提出申請，籌組「中華民國西藥商業同業公會全國聯合會」，以期為同業爭取應有權益。[20]

中華民國西藥商業同業公會全國聯合會，以臺灣省及各直轄市西藥商業同業公會為會員，成員所轄廠商家數達六千餘家，涵蓋上游的製藥廠、貿易商、總代理商及中、下游的經銷商、藥局、藥房。推廣國內、外藥品之買賣，促進醫藥學術之交流，協調同業關係，增進共同利益。

---

[20] 范佐勳，2001，前引書頁170-173。

為串連全國之製藥業學術研究機構及政府部門，共同推動製藥及生技產業，以維護國民健康，促進經濟發展，劉秋生等人於1990年創立中華民國製藥發展協會。1991年有中華民國藥品行銷管理協會的創立。1992年成立的中華民國開發性製藥研究協會（International Research-Based Pharmaceutical Manufacturers Association, IRPMA），為四十家在臺灣之歐洲、美國、日本等世界著名的跨國性原開發藥廠所組成之非營利性組織，以「促進研究開發性藥業的發展，提升藥業的倫理水準，以及加強對全民健康的貢獻」為宗旨，以陳寬墀先生為首任理事長，現任理事長為朴俊泓先生，敦促會員積極引進母廠所研發的新藥，透過臨床學術研究及專業的推廣，增進本國人民醫藥健康環境。而1999年「中華民國西藥代理商業同業公會」得以成立，乃由王信德等人發起籌組，與政府機關取得直接溝通管道，使政府瞭解同業之營運實情和需要，更積極有效的擔負起西藥代理商對社會的責任，塑造良好的社會形象。主要的藥業公、協會（表4-3）還包括臺灣藥物品質協會（2002）、中華民國學名藥協會（2007）等。

臺灣藥業的八大公協會，可以分成三類：一類是代表外商的中華民國開發性製藥研究協會；一類是代表代理商的中華民國西藥代理商公會、臺北市西藥代理商公會，與中華民國西藥商同業公會；另外，代表國產廠的則是臺灣區製藥公會、臺灣學名藥協會、及臺灣製藥發展協會。強調中道、包容，廣納各界意見的藥品行銷管理協會，是唯一一個兼容三類代表的協會。除代表公司外，也可以個人名義加入會員。

表 4-3 臺灣藥業相關公協會

成立時間	名稱
1948.07	臺灣區製藥工業同業公會
1987.12	臺北市西藥代理商業同業公會 （臺北市進出口商業同業公會西藥小組）
1990.01	中華民國西藥商業同業公會全國聯合會
1990.07	中華民國製藥發展協會
1991.12	中華民國品行銷暨管理協會（中國藥學會行銷小組）
1992.07	中華民開發性製藥研究協會
1993.01	財團法人製藥工業技術發展中心
1997.06	中華無菌製劑協會
1998.07	財團法人醫藥品查驗中心
1999.10	中華民國西藥代理商業同業公會
2000.12	財團法人藥害救濟基金會
2002.12	社團法人臺灣藥物品質協會
2007.04	社團法人中華民國學名藥協會

資料來源：莊俊三提供

上述公、協會的成立部分源於跟政府單位往來的對口需求，在行政程序法實施後，幾乎所有的行政、法規都要跟公、協會溝通，提供草案，實施前事先照會各公、協會，沒有異議才正式公告。另外一部分則直接跟藥品行銷活動的專業化有關，例如中華民國藥品行銷暨管理協會（CPMMA，2003 年時改為 TPMMA）正式成立以前，原為中國藥學會的藥品行銷組。張豊明出面創組中華民國藥品行銷暨管理協會後，對業者提供藥品行銷、管理之教育、訓練及資訊、經驗交流平台；亦成為藥商與相關單位之溝通管道，一改過去各自為政，訴求無門的窘境。

中華民國藥品行銷暨管理協會於1995年起推動「醫藥行銷師」（Medical Representatives, MR）認證制度，是藥品行銷專業化的一大里程碑。該認證制度將普羅帕正名為強調實證醫學、專業銷售的「醫藥行銷師」，以提升整體醫療品質，保障國人身體健康為宗旨，樹立完善的醫藥行銷倫理，建立世界水準的醫藥行銷體制。截至2014年為止，已有2,449位醫藥專業行銷人員取得認證資格。這些醫藥行銷師任職於本國製藥廠418位，占17%。日商598位，占24.4%。歐美商816位，占33.3%。代理商488位，占20%，其他129位，占5.3%。其中藥學系畢業的有948位，占38.7%。藥學相關科系449位，占18.3%。非藥學相關科系畢業的1,052位，占43%（圖4-2、圖4-3）。目前我國醫藥行銷師證照屬業界自主，由中華民國藥品行銷暨管理協會頒發。取得認證後5年內需接受72小時之持續教育（現正研議比照藥師持續教育6年150小時），才能保有醫藥行銷師資格，確保藥品行銷工作者的職能（Competence）及專業。[21]

藥品行銷是一門專業學問，但許多藥品行銷人員並非來自醫藥本科系，缺乏基本知識，難與醫師、護理人員進行互動、溝通。醫藥行銷師認證制度，要求行業新人接受120個小時的基礎訓練課程，考試通過後取得證書，透過此一知能培訓，提升業界的專業程度。在北、中、南各地，該協會分別與臺北醫學大學、中國醫藥大學、高雄醫學大學合作開課，近年更獲得衛生福利部指導及經濟部職訓局補助。另外，每兩年舉辦藥品傑出經理的選拔，已選出七、八十位的傑出經理。

---

[21] 中華民國藥品行銷暨管理協會網頁：http://www.tpmma.org.tw/MR/index_01.asp

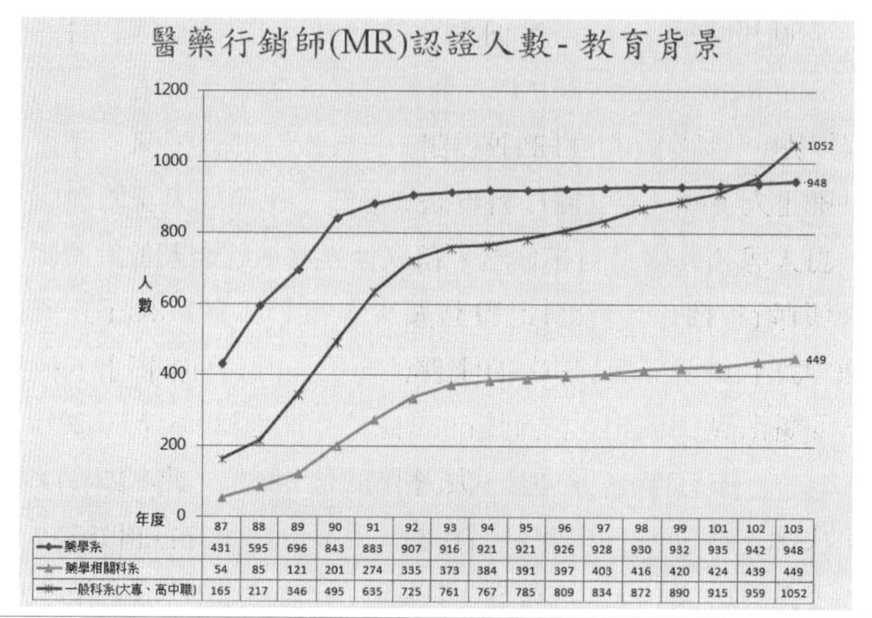

年度	87	88	89	90	91	92	93	94	95	96	97	98	99	101	102	103
藥學系	431	595	696	843	883	907	916	921	921	926	928	930	932	935	942	948
藥學相關科系	54	85	121	201	274	335	373	384	391	397	403	416	420	424	439	449
一般科系(大專、高中職)	165	217	346	495	635	725	761	767	785	809	834	872	890	915	959	1052

圖4-2　醫藥行銷師認證人數及其教育背景

資料來源：中華民國藥品行銷暨管理協會提供

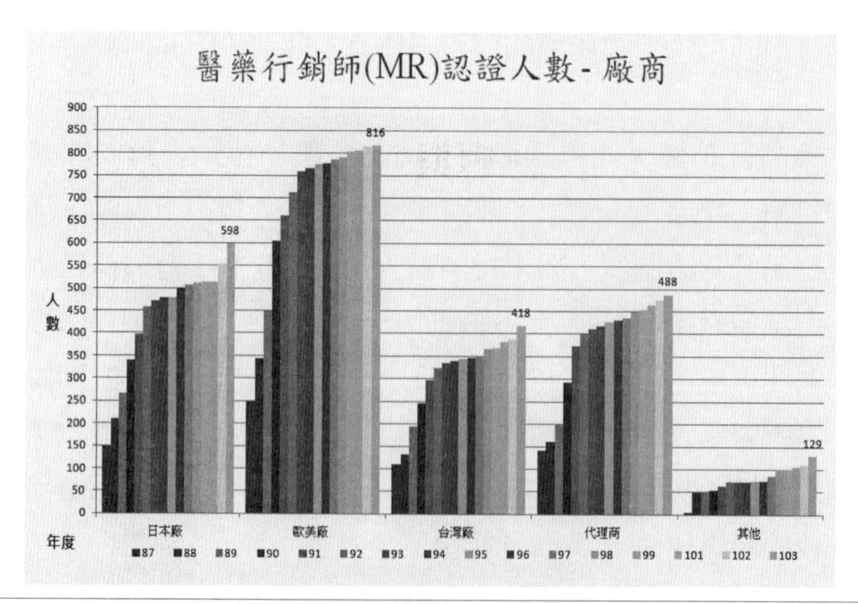

圖4-3　取得醫藥行銷師認證的廠商來源類別

資料來源：中華民國藥品行銷暨管理協會提供

2007年「中華民國學名藥協會」（Taiwan Generic Pharmaceutical Association, TGPA）成立，配合政府減少整體醫療支出的政策方向，為學名藥產業創造新價值、新商機。透過座談、研討會活動的介紹，使得國人對於學名藥有進一步的認識與瞭解，該會也成為國內學名藥產業與國外銜接的窗口，增進國際合作與交流。

1960到80年代藥品主打銷售導向，以個人銷售或人員推廣為基礎。1980年代以後慢慢進入行銷時代，藥商建立產品管理系統。1995年健保實施後，大醫院地位吃重。1990年以後的專業化行銷模式，對藥品進行完整的上市計畫，才能被醫院所接受，衛教、推廣教育的過程愈來愈專業、牽涉的層面大，人力需求也愈大，作法要求創新及團隊作戰。行銷活動一旦活絡，傳統的「行銷四P」已有所不足，更需要公共關係的建構，藥廠因而重視媒體溝通。透過公眾輿論來宣傳，效果更好。

1990年代在諾華服務的劉貞賢指出，重視行銷與公關，積極舉辦公益活動打造品牌形象是該公司成功的重要原因。銷售團隊強、跟醫院關係好還不夠，必須以更靈活的行銷手腕來發展。特別是慈善行銷、白色行銷日益重要，而對於孤兒院、老人院所辦的活動，也不是純粹銷售的做法，而是對外建立形象。例如每年11月12日醫師節，該公司在國家音樂廳辦音樂會。另外，諾華也透過系列活動帶起臺灣器官移植的概念，協助建立器官移植的捐贈制度，找王建煊、馬英九等名人來支持。[22]

顏兆麟指出，馬拉松專案，很能說明慈善活動與藥品行銷的關係。一般人認為香港腳藥品跟辦馬拉松並無關聯，但諾華團隊凸出

---

[22] 劉貞賢訪談紀錄，2012年4月8日，頁2-3。

香港腳、灰指甲藥品的腳部意象，強調足下健康很重要。邀請馬英九為「高血壓而跑」的活動開路，收效卓著。由此可見，請醫師參加音樂會、路跑等有意義的活動，建立健康、正面的公司形象，也是行銷的重要環節。[23]

（三）向外發展

1980年代中期起，就有臺灣藥商到中國大陸發展，與當地的公司合資設廠。臺商到大陸發展藥業，因其成熟的商業經驗，且兼融中西語文制度，很是風光。另一方面，面對國內經濟環境的不確定性，業界人士認為光靠臺灣市場不足以生存，需以國際水準的藥品打天下。考量資金有限及制度熟悉性，臺灣藥業走出去多從東南亞國家做起，例如新加坡、馬來西亞，菲律賓。此後不斷強化經營上的國際化程度，如完全照美國FDA的規格興建藥廠，讓生產的藥品可外銷至全世界。

永信到香港建立第一個海外行銷據點，在馬來西亞則建立第一個海外生產基地，香港與馬來西亞皆曾是英國殖民地，習慣使用歐、美藥品，由於委外代理業績平平，永信陸續收回代理權，在當地自營、自銷。現已成為馬國前五大藥廠，並於2004年在吉隆坡股票上市。永信於1990年代初期進軍美國，在美國申請藥證的時間和費用，是臺灣的兩、三倍，永信因而採「產銷分離」的方式營運。[24]

1990年，臺北市西藥代理商業同業公會盛維恩、鄭經訓、張天

[23] 劉貞賢訪談紀錄，2012年4月9日，頁1-6。

[24] 黃靜宜等，2013，前引書頁183-188；190。

德率41名團員，拜會中國醫藥總公司、中國醫藥工業總公司、中國中藥總公司、中國醫藥進出口總公司等單位。此次兩岸藥界的破冰之旅由中國國務院高層接待，安排拜會北京相關單位後轉赴南京、上海，為有意到大陸發展之同業開創投石問路之功（照片4-3）。

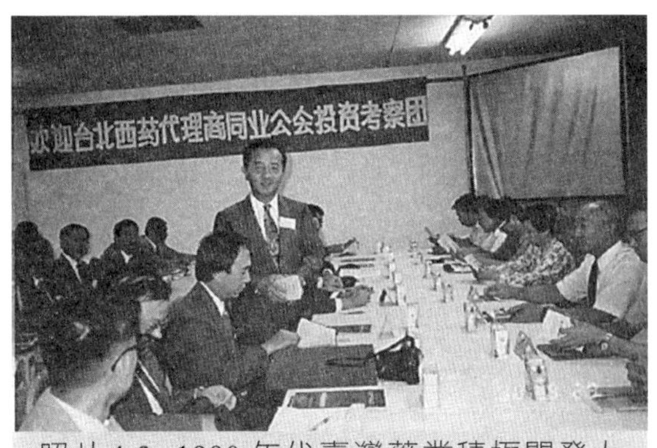

照片4-3　1990年代臺灣藥業積極開發大陸市場（張天德提供）

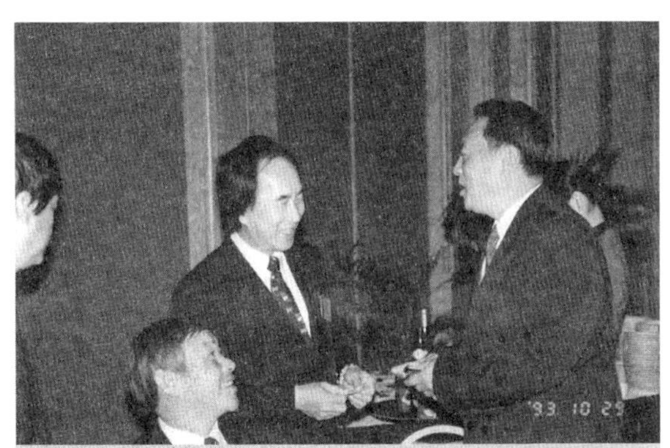
照片4-4　唐樹備接待臺灣藥界考察團歡迎投資（張天德提供）

1992年，臺灣區製藥工業同業公會理事長蔡喜雄、常務理事張天德率團訪問中國，由唐樹備在北京人民大會堂宴請，並邀請至大陸投資（照片4-4）。當時大陸的藥業、藥廠落後，市場混亂，令臺商不知道怎麼銷售，連收取貨款都是大問題。最早到大陸發展的中國化學，在廣東省合作不愉快，1993年轉赴蘇州設廠。久裕考慮在南京、廈門等地後決定在上海設廠。培力則是在重慶，1993年到昆山。臺灣東洋最早在蘇州昆山設廠，永信也在同一時期在昆山、山西設廠，產銷西藥製劑、原料藥和化學中間體，但因堅持獨資，加上法令和臺灣有很大差異，藥證的申請困難重重，行銷通路也不易切入。

著眼於大陸廣大的市場，1990 年代末臺灣藥業專業經理人如吳力人、黃秀美、陳東條、卓永清等到中國發展，臺商真正優勢是語言、文化的可近性，以及管理質量；臺灣經營策略靈活，重視培養、激勵人才，強調創新及行銷管理。中國醫療改革後學名藥的市場龐大，而大陸廠品質仍未全面提升，因此已經達致 cGMP 或 PIC/S 規格的臺灣藥廠到大陸，肯定大有可為，兩岸廠商若能合作，競爭力應可超越日韓。另外，臺灣藥業的一些激勵機制，像是達到一定業績就獎勵出國、MR 認證制度在大陸也得到相當大的肯定。

透過宴飲等社交活動，與相關部門建立良好的關係在大陸仍然必要。親自到當地，才能看到市場的潛力、機會和挑戰。臺商在中國需在灰色地帶應變。在策略上，必須兼顧沿海的創新跟內陸低價兩種市場，一方面積極投入創新產品，同時用便宜藥品打入偏遠市場。大型醫院／ OTC 市場也要兼顧；人才要內部培養，也要從外部徵召。管理上行銷、財務、人力資源要中央集權，銷售手段要地區導向，客戶需要什麼，就以各種方法滿足其需求。[25]

第四節 ▶ 專業行銷蔚為主流

1980 年代，我國藥業進入行銷崛興時期（1980-2000）。臺灣與世界經濟進一步接軌，分子生物科技的飛躍，也使生技製藥成為藥業新趨向。我國在 1982 年將生物技術列入八大科學技術之一，1994 年實行「加強生物技術產業推動方案」，大力推動生技製藥產業。生技前景看好，讓大藥廠有資源投入研發，藥品不斷推陳出

[25] 劉貞賢訪談紀錄，2012 年 4 月 8 日，頁 3-12。

新，各種暢銷藥（blockbuster）在全球打開市場，藥品行銷觀念在各地紮根。另一方面，隨著生活優裕，民眾對於藥品品質的要求也不斷提升。政府自1980年代起推動優良藥品製造標準，推動許多藥廠更新廠房設備，提升品管甚或退出市場，同時也改革藥品專利及臨床試驗法規。[26]

醫院集團化、商業化的年代，醫院對藥品的議價能力漸增。有鑑於競爭激烈，藥品經營日益困難，許多熱心而富遠見的藥業先進重返校園（如政大、臺大商學院開設的專班），進修最新的行銷及管理知識，並開始籌創公、協會，將新知及實戰經驗轉化成符合本地市場的行銷策略擴散出去。藥業自此一掃傳統掃街銷售或硬搬外國教科書標準流程的作法，汰棄長期為人詬病的跑腿、宴飲、饋贈、抽佣等不良手段。正派經營、專業行銷競爭成為藥業的社群共識。臺灣藥業主流從「銷售」（selling）向「行銷」（marketing）大步邁進。

GMP、cGMP的升級壓力，使許多本土廠商擔心無法回收而不願投資，甚至無力轉型而被市場淘汰。存活下來的藥廠具有競爭力，不願從事削價競爭，將發展的空間設定於全球市場，調整營銷的比重，尋求開發新藥，產業生態也隨之改變。在WTO框架下，貿易壁壘不斷消除。GMP、cGMP制度的實施完成，一方面保障了臺灣人民的用藥安全，同時臺廠藥品到大陸市場發展時，在品質上也有相對優勢。

1995年全民健保實施以後，藥業出現一波短暫的榮景。但隨著藥價不斷調整（下修），處方藥成為紅海市場，藥商不惜以包裹式

---

[26] 臺北市銀行經濟研究室，1984，《臺灣區製藥工業調查報告續篇》，臺北：臺北市銀行經濟研究室，頁11-14。

議價來增加銷貨量，降低成本；甚或以贈送指示用藥品、贊助醫院之圖書、保全費用來規避藥價調查的降價要求。生存壓力使得傳統藥廠紛紛開始尋求轉型及新的出路（如保健食品及藥妝），藥品行銷的市場結構也隨之重新洗牌。面對變化，藥品產銷需要的不只是在行銷面上的創新，也取決於組織資源與行政效率的提升。

藥品企業文化及業界的競爭方式也開始轉變。從上游的研發到下游的行銷一貫整合，增加競爭力。因行銷三高藥品所需，引進衛教護士、開設衛教班，擴大了行銷的觸角。1990 年代也是藥廠併購的時代，創業者收購外商撤廠所遺下之廠房或無意繼續經營的小藥廠來發展。

1980 年代以前，普羅帕只需運用銷售技巧說明藥品的優點／利益點（Feature Adventage Benefit, FAB）即可，但此時期網絡發達藥品資訊多、同類藥品競爭激烈，過去的作法已不足，除了藥廠更強調在包裝、訂價及通路策略上的創新，藥業也著力於透過 MR 制度的建立來提升藥品行銷人員的專業形象。

拼品質，發展具有特色處方藥的市場區隔化，也是臺灣藥商回應制度及市場競爭的發展策略；在此同時，新藥臨床試驗在臺灣開始進入產業化發展。

全方位經營（2000年以來）

2002年加入WTO後，臺灣藥業面臨更激烈的全球競爭，我國藥品市場及健保預算的規模有限，能否善用制度及經驗優勢，積極與全球製藥產業價值鏈接軌，開發新興市場，考驗了臺灣藥商的策略及執行能力。一些藥廠赴國外設廠或以併購方式取得研發、品管的跨國經驗，[1]永信、中化、生達、黃氏製藥在馬來西亞、泰國、越南、柬埔寨等國佈局，將自家PIC/S藥品出口到東南亞地區，業務可觀。由於看好中國市場，千禧年以來，包括扶陞貿易、信東生技、世強化學、南光化學、龍杏生技、聯邦化學、黃氏製藥、文德藥業將藥品出口到大陸；而臺灣東洋在上海設立旭東海普藥廠、禾利行設立禾豐藥廠、中國化學在蘇州、永信、培力在昆山、杏輝在

[1] 陳琮淵、王振寰，2009，〈臺灣的生技製藥產業：發展、創新與限制〉，《臺灣社會學刊》，第43期，頁159-208。

杭州、晟德在北京，可見臺灣藥商在中國的蓬勃發展。

國內藥品市場惡化，生存壓力推促藥廠之併購、策略聯盟來擴大經濟規模，或進行公司內部的組織調整、設計新的行銷計畫，以因應各級醫院的不同總額限制，設計新的行銷計畫。這時期，也有部分藥商嘗試策略創新，投入研發新藥、將處方藥資源轉入 OTC 產品、健康食品、醫美瘦身是最普遍的作法。2003 年急性呼吸道症候群（SARS）爆發，部分慢性病處方箋由醫院釋出，病人回流至藥局；許多廠商轉而進軍店頭藥品市場，重視相關的廣告、行銷。[2] 這些新趨勢，使臺灣藥業的「藍海」不再侷限於傳統的藥品行銷，走向智慧財產權的經營及異業結盟整合。[3]

第一節 ▶ 制度的全球接軌

cGMP 及 PIC/S 制度使我國與全球藥業進一步接軌。政府於 1999 年起推動 cGMP，2005 年完成藥品全面確效。cGMP 實施後，臺灣的藥品外銷及代工漸有起色，東洋、中化、信東、永信、南光、生達、美時等廠商受到國際認可，對外行銷有更多的策略選擇。政府對於品管制度的要求，也使藥業基礎投資門檻大增，國內藥廠家數大減。回顧歷史，GMP 實施的過程中，臺灣藥廠從 800 家左右銳減至 253 家；cGMP 實施後再減少至 163 家，而至 2014 年底為止，通過 PIC/S 的臺灣的藥廠僅 100 家（另有 12 家進行中）。

---

[2] 賴宗成，2011，〈藥價連連降，藥界因應之道〉，《首都藥刊》，第 30 期，頁 4。

[3] 謝幸燕，1999，〈藥品生產的制度化——制度、組織與消費慣行的互動〉，臺北：臺灣大學社會學研究所博士論文。

（一）醫療體系的變貌

千禧年以來，一些突發事件跟制度變革，改變了醫療行為及臺灣藥業發展。例如 SARS 改變了國人看診領藥的習慣，擴大了慢性病藥箋的市場。一般而言，藥品可分成：醫師處方藥（prescription drug）、藥師指示藥（pharmacist only）及成藥（OTC）。醫師處方藥是醫師於前端開藥，藥師在後端調劑，反覆確認以保安全。藥師指示藥不需要醫師處方，藥師可以直接供應，成藥則任何人都可自行購買。臺灣民眾多已有到藥局買藥治療身體不適的習慣，但用藥諮詢、付費給藥師的認知卻一直沒有建立起來。

在臺灣，社區藥局（social pharmacy）強調在地、方便，隨時滿足基本醫藥需求，並成為疾病治療轉介、傳染病防治的初篩機構，頗受民眾青睞。健保實施後醫院端固然瓜分了藥品市場，但若部分醫師處方藥降轉成藥師指示藥，將可擴張藥品市場的活絡性。目前，社區藥局也積極爭取處方箋釋出。此一發展可追溯到 1990 年代初推動醫藥分業方案。此方案在當時獲得醫界、藥界同意、衛生署通過，行政院也核定了；但 1994 年《藥師法》102 條修正後，原本的方案被取代，實施強制醫藥分業。醫藥分業嚴格執行後，開業醫師診所或醫院若沒有藥師就不能調劑藥品，很多藥師自行開業或擔任診所藥師。這讓藥廠很難招聘藥學畢業生，護理、檢驗、醫技、生技、化學等相近領域，甚至是非相關專業漸成為醫藥行銷的主要生力軍。

對於釋出處方箋，業界與藥局有不同的看法。若醫院釋出處方箋，業界認為可以經營，但不希望將處方藥降轉為指示藥（健保不給付，銷量受影響）；藥局拿不到處方箋調劑，因而希望若干藥品趕快降轉為指示藥，馬上可以銷售獲利。2003年，SARS爆發，民眾恐慌，暫時不敢或不願去醫院，有望促成社區藥局發展，可是SARS風暴過去後，慢性病處方箋卻只釋出了一小部分，之後又慢慢萎縮，無法解套的關鍵還是在於給付藥價差的利益難以協調。

千禧年以來，政府多次提出願景，鼓勵生技產業及新藥研發，欲推動臺灣成為生物科技島。但此一目標在不同利益的拉扯下終難落實，成為空談。商業世界貴在洞燭先機，生技製藥產業更強調技術及制度的領先。但臺灣鼓勵發展生技新藥的口號下，對藥品研發獲利的保障卻不足，相關的法規往往跟不上世界潮流。

健保實施以來，財務不能平衡，嚴苛管制價格，健保新藥核價的平均值只有國際中位價的47% 。核價過低不僅不利於新藥引進，也迫使藥廠另尋新的發展趨向。歷次藥價調整（表5-1）的實施，被視為是處方藥市場惡化具體的表徵。自此，一些廠商開始兼營健康食品、營養補充品，藥局等通路因此類產品利潤高，積極透過行銷手法來擴大市場，非治療性產品占藥商收益來源的比重不斷提高。

衛生福利部中央健康保險署對藥價管控收效顯著，卻不利於國產生技製藥產業發展。這是因為我國對本土研發新藥缺乏明確國家政策支持，廠商幾乎沒有投入研發的動機。健保藥品支付標準對於執行生體相等性的學名藥品，雖然給予原廠藥品80~90% 的核價空間，但是在醫療機構為強勢買方的市場結構下，壓縮了國產藥廠的空間，使得臺灣的學名藥廠轉而尋求向外發展。[4]

---

[4] 黃文鴻，2014，〈全民健保對生技製藥產業與民眾用藥的影響〉，《科技月刊》，386期。http://scitechreports.blogspot.tw/2014/02/blog-post-24.html

表 5-1　1996-2015 全民健保藥價基準之改革

次數	調整時間	調降基準				調整品項	調降金額（億元）
		國際／國內比價	市場調查	分類分組訂價	簡表調降		
第一次	1996 年 11 月	◎				623	6
第二次	1997 年 12 月	◎				710	6.5
第三次	2000 年 4 月	◎	◎			8961	5
第四次	2001 年 4 月	◎	◎	◎		9801	46
第五次	2002 年 1 月				◎		32+6.8
第六次	2003 年 3 月	◎	◎	◎		8162	57
第七次	2004 年 11 月		◎			27	0.68
第八次	2005 年 9 月		◎				23.6
第九次	2006 年 11 月		◎	◎		27	70-90
第十次	2007 年 9 月		◎	◎		8000	60
第十一次	2009 年 9 月		◎	◎		8000	58.7
第十二次	2011 年 9 月		◎	◎		8000	83.2
第十三次	2014 年 4 月		◎	◎		8000	56.7
第十四次	2015 年 4 月		◎	◎		6963	82.1

資料來源：整理自健保局網站公告

（二）接軌國際市場：PIC/S 的推動

PIC/S 是 1970 年由各國藥品 GMP 稽查權責機關所組成之國際醫藥品稽查協約組織，是全球公認最嚴謹的製藥規範，至今有四十多個會員國。PIC/S 強調「全面品質管控」，明確規範藥廠廠房設計，建立品質與風險管理系統、持續追蹤藥品上市後的品質，確保藥品符合預定效用，防止藥害。[5]

1990 年，國際醫藥法規協和會（international conference on

[5] 黃靜宜等，2013，前引書，頁 178。

harmonization, ICH）達成協議，藥廠申請查驗登記時，只需送一份資料，即可同時送往歐洲、日本與美國三個地區申辦。我國於2007年底公告實施 PIC/S GMP，進入藥品品管的新紀元。PIC/S GMP 與 cGMP 的差異在於：（1）對無菌製劑的分級要求更嚴格；（2）將交叉污染的風險降到最低；（3）強調品質管理功能。[6]

依據過去的經驗，政府也將 PIC/S 的推動與全民健保掛勾起來。全民健保第六次藥價調整規定，凡製造廠符合 PIC/S GMP 或 FDA/EMEA，其藥品可以同成份、同劑型，同規格的原廠藥價格的0.8 倍。若藥品原料再符合藥品主成份主檔案，可以原廠藥0.9 倍核價。[7]政府要求國內藥廠於2015 年前符合 PIC/S 規格，未達標準者將取消製造許可證，永信是第一個通過 PIC/S GMP 的藥廠。

民間公、協會在 cGMP、PIC/S 的推動上也扮演積極角色，當中又以2002 年成立的臺灣藥物品質協會（Taiwan Product Quality Research Institute, TPQRI）投入最多。該會以藥業相關公、協會為團體會員，專注在 cGMP、PIC/S GMP，協助翻譯文件、輔導廠商。並為醫藥產品品質及查驗登記、臨床試驗、專利等法規、政策提供建議。

對臺灣藥廠而言，PIC/S 的要求無疑是進軍全球市場的門檻要求，這也是 PIC/S 可以迅速推動的原因之一。2007 年相關辦法公告時，即有廠商投入資金，積極符合國際規格。至目前為止，杏輝、東洋、中化、信東、永信、南光、生達、美時都已經往外發展。鑑

---

6 莊俊三提到一個例子：「日本眼藥製造廠委託臺灣生產眼藥水，但經過一段時間後，外包裝上竟出現黑點，這實在是造紙業的問題，不是製藥品質問題。工業局也去找造紙公會來談，但因規格特殊，需求量有限，無人想生產！最後只能從日本進口外盒來臺裝填」，參閱莊俊三訪談紀錄，2011 年8 月24 日，頁21。

7 藥政簡史編輯委會員，2011，前引書，頁4；57-8。

於健保藥價不斷下滑，部分通過 PIC/S 查廠的廠商甚至表示，若外銷量超過50%，就不再供應內銷用藥，因為國內藥價太低會影響外銷價格，不利其整體盈收。就政府的立場，也希望臺灣廠商能提升品質，在區域內技術領先，特別是與中國的技術區隔。這是因為中國才正在發展 GMP，慢臺灣一步，若不積極推動更高規格標準，一旦中國藥品大舉傾銷，臺灣廠將大受衝擊，而臺灣民眾用藥品質也將大打折扣。

製藥公會理事長黃柏熊認為，PIC/S GMP 的平均投資，動輒達到上億元新台幣，加上通路情況也持續惡化。因此業界若能齊心協力，把不同的廠牌集中起來，提高產能利用率，降低成本，成了必須要走的路。他的想法是「先一廠、二廠暫時分層做，PIC/S 期限要到了，一些沒有要投資的廠要想辦法解決掉，買下來專門做某項劑型產品，比較好管理，費用也節省，必要時再去擴充，無論如何將來一定要有獨立的廠。」[8]

第二節 ▶ 新興用藥領域

千禧年以來，癌症、孤兒藥及生物製劑是最受矚目的新興用藥領域，此節分析其發展、市場及行銷特點。

（一）癌症用藥

早年罹癌不僅存活率低，治療方法有限，多以化學治療、外科

[8] 黃柏熊訪談紀錄，2011 年 12 月 16 日，頁 7-8。

切除及放射線治療為主，藥品價格奇高。隨著醫療科技進步，1990年代以來，荷爾蒙治療、免疫治療及標靶治療快速發展；時至今日，大部分的癌症早期發現治療，痊癒的機會比過去提高許多。像是慢性骨髓性白血病等可存活超過五到十年；以五年存活率而言，肺癌約1-2%，大腸癌70%，乳癌85% 。不同於過去癌症治療重在提高存活率。從醫藥市場開發的角度而言，現階段的癌症藥品研發與銷售，更加得到藥廠的重視。相較於一般疾病，癌症用藥時間較短，但成本及照護的支出較大，癌症藥品多以改善病人的生活品質為主，市場發展及行銷活動，也隨之產生變化。

化學治療可分為救援性、輔助性、挽回性、支持性等不同性質。救援性治療是指癌症復發時，施打藥物來維持生命。當癌症已經轉移到其他器官，以改善病患生活品質、減少痛苦為目的治療稱挽回性治療。輔助性化療，則讓病患有機會治癒，或延緩疾病惡化。全世界第一個治療癌症的藥品是 Farmitalia 公司的小紅莓（Doxorubicin），在治癌藥缺乏的情況下，此藥廣泛用於骨癌、血癌、乳癌的治療。

在化療為主的年代，癌症用藥推銷因為醫師也處於新技術學習階段，不太熟悉化學治療的施作，而強調搭配知識擴散，也就是在教育產品知識的同時達到宣傳的目的。當時的藥商協助召開醫學會，請資深醫師來演講如何施打化療藥品，早期參與的多半是血液科跟腫瘤科的醫師。隨著不同癌症病患的增加，各科醫師參與學會的情況也更普遍。

藥品研發商鎖定適應症進行藥品開發，醫學研究已發現部分癌症跟人體荷爾蒙有關，例如乳癌跟女性荷爾蒙有關，前列腺癌跟男性荷爾蒙有關係，因而延伸出癌症的荷爾蒙療法。此外，透過提升免疫力的方式來治療癌症，也受到矚目。近年熱門的標靶治療則是生物科技的產品，其理論認為，錯誤或過度的基因表現是造成癌症的主因，標靶治療就是透過摒擋、阻斷錯誤的訊息傳遞，來抑制癌細胞的生長。相對於化學治療的全身性投藥，時常造成病患撐不過副作用而喪命，標靶治療則鎖定在特殊表現的基因，避免影響正常細胞而達到更精確、副作用更小的療效。

癌症藥品行銷透過醫學會議的召開而進行，藥商提供平台使醫師們互相溝通、學習，破除新藥的使用疑慮。就一項新藥的推廣而言，第一批參與國、內外研討會及臨床試驗的醫師，被視為該項藥品的種子教師，當種子教師達到一定數量，推廣就更容易。

千禧年以來，癌症用藥訴求的治療領域也開始擴大，過去集中在血液腫瘤科，現在更強調聯合各相關專科之力，甚至一般外科也在做輔助性、前導性化療，行銷的規劃更為複雜，在規劃上需避開厚此薄彼之爭議，如何協調各科成了一門大學問。早前每個地區多半只配置一、兩位業務人員，負責癌症用藥，現在羅氏、諾華、GSK 等大廠皆生產癌症藥品，對此一兵家必爭之地，也開始配置大量人力及資源。

癌症化療從過去的單一藥物，一直衍生到混合不同類型的雞尾酒療法以增加療效，現階段癌症治療更重視實證醫學，從賀癌平（Herceptin）誕生了標靶治療的觀念以來，標靶治療抗癌藥不斷上市，相關基因檢測項目越來越多、治療的成本越來越高。

千禧年以前，臺灣很少參與新藥開發臨床實驗，但因不同人類的基因表現有所差異，許多標靶治療新藥上市前，也會在亞洲國家進行部分臨床試驗。此一轉變對行銷發展的意義是，過去是以既有藥品的數據來說服醫師，現在醫師與病患直接參與新藥開發之臨床實驗，甚至比藥廠業務更瞭解新藥的使用。這讓行銷模式再次進化，藥商極力爭取前期新藥開發臨床實驗在臺灣同時進行，但也要臺灣醫師遵循國際臨床試驗規範（Good Clinical Practice, GCP），外國才願意把前期臨床實驗引到臺灣來。

臺灣參加了 Sutent、Nexava 等最早上市的多標靶藥物的新藥開發之臨床研究。蘇啟鴻指出，考量藥品生命週期短，必須趕快回收，這類藥品的行銷手法與過去很不一樣：

> 以前新藥上市了才去推銷，現在讓臨床試驗跟業務部門同時接觸醫師，一方面打好關係，二方面協助新藥開發臨床實驗程序，讓新藥快速上市。以前是來臺上市時才開始推廣，現在是在藥品研發階段，就推幾位臺灣醫師、教授參與前期臨床試驗與研究，快上市時一票人都熟悉了，一上市使用量就上去了，以前是上市後才慢慢成長，現在一上市就很多人會用，業績也快速飆升。[9]

癌症藥品所衍生出的策略變化，意味著更複雜、涵蓋面更廣的藥品行銷模式。藥品行銷除了教育醫師之外，還要透過第三方機構來衛教病患，例如透過病友協會（照片5-1）對病患進行衛教，甚至協助其參與前期新藥的臨床試驗。又，癌症不只衝擊身體，也是心理層面的重大打擊，很多病患會自暴自棄，認為確診就是被判死刑而放棄治療。事實上，以不斷進步的醫療科技，若積極治療，延長生命甚至治癒的機會都很大。因此，藥商在相關藥品的推廣時，

[9] 蘇啟鴻訪談紀錄，2012年3月18日，頁10。

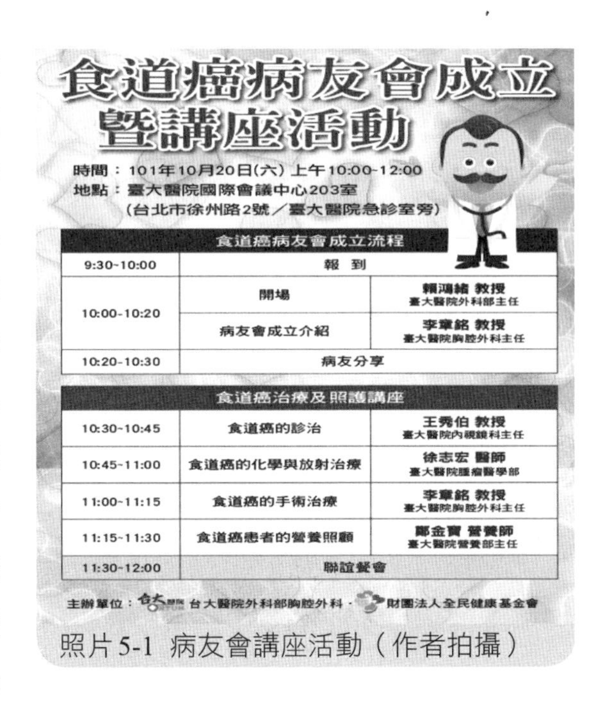

照片 5-1　病友會講座活動（作者拍攝）

多半會透過第三方機構來衛教病患，使其瞭解療程變化、如何用藥及藥品的副作用等，甚至對家屬也要進行衛教，使其瞭解如何照顧病患。第三方機構未必是公司，有可能是協會、基金會。藥業界的相關規範很嚴謹，跟第三者合作時，只可做疾病照護的宣傳，不能做品牌的差異化宣傳，影響病人或民眾的自主選擇權。

業界行銷守則（promotional code）及行動規範（Code of Practice, COP）積極落實，法規規範也更嚴謹。藥商不能直接接觸病患，多半以「病友會」方式來推廣癌症用藥，主要的三種管道包括：第一，請醫院營養管理師整理病友資料，由營管師來告訴病患：「現在有什麼藥物？有哪些治療模式可供選擇？」癌症用藥只有部分是健保給付，自費部分一定要具有說服力，病患才會願意另外再掏錢。第二，透過第三方機構來服務，通常稱為「管理顧問公司」，此一模式需要醫師及病患簽署同意書，醫院才可以把相關資料提供給第三方機構。例如，標靶藥物有一定的副作用，第三方機構透過衛教護士提前告訴病患，哪些狀況下要趕快回診。第三，近年崛起的網路行銷。鑑於病患多會上網搜尋資料，藥商邀請知名醫師撰稿，刊登在網路上，讓病患瞭解相關用藥資訊。由公關公司操作的醫藥記者會，也是傳播相關資訊的途徑。

以上行銷行為也開始擴展到一般處方藥品及成藥。近幾年來，國內的大型醫院都有衛教護士協助提供諮詢，讓癌症病患得到較佳的照顧。

附帶一提的是，癌症病人的補充營養品也成為一個利基市場。癌症病人接受化療，而產生口腔黏膜破裂、腹瀉、疲勞的症狀。補充胺基酸，讓病人能夠接受完整的化學跟放射療程。但這類營養補充品健保一定不給付，必須自費。黃明義的吉帝是最早將此類產品導入臺灣的公司，目前仍是市場領導品牌，他的經驗是：

> 要求醫師介紹自費產品也很難，有心理障礙，醫師質疑為什麼要向病人介紹，要他們多花錢，會讓人聯想到不當的利益關係，甚至認為不是藥品，不願意介紹。病人也會想為什麼我要自己花這麼多錢去買。因此在行銷策略上，首先要有臨床報告的支持，其次業務人員要持續不斷與醫師溝通。沒有好的臨床報告，靠一張嘴巴沒用。但前面報告很好，後面沒有去講，也沒用。因為很多東西需要面對面、人跟人的互動，業務才有存在的價值。[10]

（二）孤兒藥

在人類罹患的疾病當中，大約只有三分之一有「藥」可醫，許多疾病只能做舒緩治療。其中，罕見疾病的治療藥物俗稱為孤兒藥

[10] 黃明義訪談紀錄，2011 年 12 月 19 日，頁 11。

（Orphan Drug），罕見疾病種類繁多，其研發及營運建基於相關政策、法律的支持，富有人道主義及社會福利色彩，法律規範更直接影響此類藥物的發展模式。與其他國家的罕見疾病法相較，臺灣的特點在於：將罕見疾病的預防、治療與藥物使用的規範併列於同一法案中，由於涉及防治、檢驗及醫療補助，所以臺灣罕見疾病定義比其他國家嚴苛；一般國家為鼓勵藥廠研發罕見疾病用藥，都盡量降低罕見疾病的認定標準。美國的「孤兒藥法案」將在美國本土個案少於二十萬人（盛行率約為一萬人中有七點五人以下）界定為罕見疾病；[11] 在臺灣，罕見疾病的必要條件是：第一，發生率在萬分之一以下（不超過兩千三百人）。第二，目前沒有藥物或取得困難，傳統藥物治療無效。第三，必須跟遺傳、代謝和內分泌有關，若與遺傳無關，就不列入。國際公認的罕見疾病約達四、五千種之譜，臺灣則只有 193 種，此一情況與早期推動者、主要利益團體大多關注於遺傳、代謝和內分泌罕見疾病有關。

本節以陳澤民及黃明義的參與經驗，來呈現孤兒藥品在臺灣發展的一些歷程。

陳澤民與孤兒藥的接觸起自代理 Kabi Pharmacia（2002 年併入輝瑞）的基因工程合成的生長激素。當時禮來、諾和諾德（Novo Nordisk）已投入相關藥品的開發，這三家公司是臺灣引進罕見疾病用藥的濫觴。

科進公司成立於 1996 年，從事一般藥品開發以及授權製造，投入罕見疾病藥品是偶然。某日陳澤民看到一則報導，罕見疾病基金會創辦人陳莉茵，敘述了罕見疾病是有病、有藥，卻無法治療，

---

[11] 藥政簡史編輯委會員，2011，前引書，頁 180。

只能拋下一切去國外尋求醫治。她認為藥廠實在是有夠沒良心，不賺錢的藥、沒有幾個病人的藥就不做。陳氏受此刺激而投入，從頭開始做起。

科進剛開始聯絡國外孤兒藥廠時，對方只關心有幾個病人？如何在臺灣登記？臨床實驗要多久？健保是否給付？很多同業都因此縮手了。

事情到1999年才出現轉機，國民大會議長錢復召開公聽會，邀請官員列詢，研商罕見疾病及相關藥品引進的對策。列席的臺大胡務亮、榮總牛道明醫師指出國外有在研發罕見疾病藥品，但臺灣無人生產、進口，醫師也幫不上忙。一直為病患奔走的黃榮滿等家屬代表也深表痛苦及無奈。陳澤民作為藥廠代表，指出國外對罕見疾病有特殊保障，獎勵新藥研發及臨床實驗，但臺灣既無孤兒藥臨床實驗的補助，藥品許可也比照一般模式，健保亦無給付，造成罕見疾病無藥可用的窘境，解套之道為病人專案申請（name-patient base）、專案進口。此外，孤兒藥價格昂貴，健保應另外框列預算來給付，並向國外藥商爭取合理價格，根本解決患者的問題。衛生署副署長陳再晉表達的立場是，沒有經過查驗登記，無法保障用藥安全，核准缺乏法源依據。健保局總經理劉見祥則表示衛生署未核准的藥物，依規定健保不能給付。

鑑於救人第一，錢復提出以專案核准的方式來解決眼前難題，同時積極推動相關立法。具體的作法是只要醫師證明病人確實需要某種孤兒藥，衛生署便可核發專案許可其進口。專案進口限制不能販售或提供其他病人使用，因此需庫存造冊管理。在法制化的推動上，相關法案由胡幼圃草擬，經立法院不斷折衝，《罕見疾病防治及藥物法》終於在2000年2月9日正式通過。政府依法成立罕見疾病委員會，下設醫療小組及藥品小組，前者負責審查、判定罕見疾病，後者確認某種藥品是否為孤兒藥，也讓社會人士、法律人士，病友團體更多地參與進來。[12]

2000 年，國內才開始正視罕見疾病的用藥議題，但罕見疾病所衍生的醫療器材、衛生設備，藥品給付，甚至是就業、就學問題仍待解決。罕病法的通過，鼓舞了三個相關組織的成立。在病友群體方面，陳莉茵、曾敏傑等人成立罕見疾病基金會，該會員病友數已達3,500 人，奠定了十多年來民間對罕見疾病的照顧與關懷。醫師群體也籌組了中華民國人類遺傳醫學會（Taiwan Human Genetics Society, THGS）。創會的會長是臺大小兒遺傳科的主任胡務亮。再者就是促成孤兒藥公司的成立，包括科進、陀德、吉帝、吉發、翰亨實業等藥品代理公司。

罕見疾病法通過後，臺灣孤兒藥的操作及經營大致包括以下流程：首先，彙整病人的臨床診斷報告、病歷資料，協助病友將該疾病列為罕見疾病，其用藥列入孤兒藥；其次，與國外藥廠聯繫、議價；第三，取得衛生署核可，申請合理的給付價；第四，協助醫師瞭解該藥品，接受必要的訓練，鼓勵他們在國際醫學期刊上發表治療個案論文，進而形成研究群，催生相關罕見疾病的臺灣治療準則；第五，組織病友會、聯誼會（如別稱「企鵝家族」的小腦萎縮症病友協會）等，最後負責藥品的進口及保管。

孤兒藥公司不易維持，許多國際知名的孤兒藥廠都逃不過倒閉或被併購的命運。罕見疾病藥品開發需要龐大的資源及一定數量的病人群體，資金耗盡無法維持的例子很多。例如美國專業孤兒藥廠

[12] 陳澤民訪談紀錄，2011 年12 月15 日，頁全。

健臻（Genzyme）被賽諾菲購併，TKT 因 Replagal 被 FDA 駁回，只好賣給 Shire，FoldRx 產品還沒有上市就被輝瑞收購。歐洲最大的孤兒藥銷售公司 Orphan Europe 被 Recordati 併購。值得注意的是，輝瑞、拜耳等大廠近年投入罕病領域，主要是認為歐、美國家對孤兒藥的臨床試驗、核准方式及醫療給付有所獎勵。然而臺灣既缺乏研發環境，又受限於健保核價原則及不到20億的預算規模，只能盡力而為。

孤兒藥品的營運以病友為中心，行銷活動與抗生素、癌症用藥大不相同，甚至稱不上商業行為，較類似社會福利下的人道救援。罕病不僅是醫療保險問題，政府應思考如何透過合理的給付、研究計畫的補助，保障罕見疾病孤兒藥開發公司發展。只有政府鼓勵，孤兒藥品才能保有專屬市場，甚至催生出另類的暢銷藥品。政府應該投入資源幫它開路，而不是任其自生自滅，慘澹經營。南韓政府透過引導三星等財閥從事新藥開發，要求其獲利再投入新藥的研發，值得臺灣效法。若無利可圖，任何藥品都不可能維持，遑論研發與行銷。

罕見疾病不是因為生活惡習而引起，是先天繼受的，是上帝的選擇，任何人都不願意得到這種疾病。罕見疾病藥品屬被保護的利基市場，不同於暢銷藥品推廣模式，涉及到免疫、傳染、新陳代謝等診斷領域，可帶動整個醫藥科技研究的發展。

臺灣的孤兒藥市場有限，曾有罕見疾病的患者要求人道救援，被國際藥廠斷然拒絕，經多次協商後也只同意買斷特定數量，但一進口之後，病人就往生了，第二個病人不知何在，只能任由藥品過期。加如科進曾專案製造降低血中肝胺酸過高的藥物 Sodium benzoate，一批最少要十萬顆，由於不能對外販賣或轉移使用，扣除病患使用的幾千顆，最後大部分都廢棄了。

孤兒藥最大特殊之處在於對疾病的認識、診斷、治療都要深入瞭解，不是只有講價錢跟交際應酬。健保的財務導向下，新藥引進只評估要花多少錢，財務計算裡卻沒有考慮到人道與生命的價值。孤兒藥也越來越難經營。

孤兒藥即使專利過期後，學名藥廠要模仿也有難度；不像學名藥通常鎖定大市場。臺灣對於罕見疾病與孤兒藥管理嚴謹，傾向於嚴格把關以減少預算開支，未來若不適度放寬，將不利於罕見疾病治療及臺灣的醫藥進步。

孤兒藥行銷除了專業知識，也要關注病人本身的心理狀態，需要家屬的配合。例如地中海貧血（Thalassemia）病人所使用的排鐵藥，就舉辦病人的排鐵比賽，鼓勵病患準時排鐵，有助於治療及延長生命。但排鐵針一天要注射八個小時、一個禮拜打五天。病人本身非常痛苦，藥商透過小獎品去鼓勵病患勇於接受治療。此外，杭廷頓氏症（Huntington's Disease）是一種神經病變，隨著病情發展，病患走路歪斜，手會顫抖不能夠拿東西。病人本身會很沮喪，往往不告而別，跟家庭失去聯絡。罕見疾病需要病人跟家屬共同努力。孤兒藥和一般藥品最主要的不同就是要更關懷，持續追蹤照顧，要從病人的角度去著想。

陳垣崇院士研發的龐貝氏症藥物，開始也是人道救援，之後賣給中橡。中橡沒有辦法做終端研發，就再賣給美國健臻進行開發，獲得 FDA 核准上市。中橡若能夠繼續研發，臺灣有望推出第一個孤兒藥。[13]

[13] 黃明義訪談紀錄，2011 年 12 月 19 日，頁全。

黃明義的女兒二十多年前罹患急性骨髓性白血病，當時沒有全民健保，慈濟也還沒有骨髓庫，他花了三、四百萬，還捐了自己骨髓，仍救不起來。這是黃明義投入孤兒藥品進口的主要原因，也剛好臺灣罕見疾病藥物管理辦法正在立法，申請通過的可能性比較高、比較快，否則不會走這條路。再者，從行銷的觀點思考，孤兒藥競爭者少，市場有需求，成本雖然高，起步較難，可是引進產品後銷售穩定，黃氏就專心投入孤兒藥的經營。

行銷孤兒藥，信念就是要回饋社會。對人、土地、社會有份特別的關懷。相信科學的進展在救人救命外，還能發揮人文關懷跟人性光明面。

（三）生物製劑

生物製劑包括疫苗與免疫用藥。生物製劑的優勢是治療效果比傳統小分子藥物直接有效，甚可治癒若干頑疾。

1. 疫苗

臺灣疫苗發展脈絡獨特。[14] 戰後臺灣曾引進白喉、百日咳、破傷風、天花、痲疹、小兒痲痺疫苗，成效卓著，國人對施打疫苗的接受程度頗高。多數疫苗由疾病管制局負責。全國施打的項目，國健局跟疾管局要整合溝通。相對其他藥品，疫苗未受到藥價調查的壓力。國家特別重視疫苗的製造、施打及上市後監管，特別設立生

[14] 臺灣疫苗發展概可分為三大階段，與日治時期的傳染病學研究有很深的淵源，限於篇幅本書將焦點集中在晚近發展的探討。對於疫苗在臺發展有興趣的讀者，可參閱：衛生福利部疾病管制署，2014，《百年榮耀 世紀傳承：1909-2014 臺灣百年公立疫苗製造史》，臺北：衛生福利部疾病管制署。

物製劑疫苗傷害救濟基金，要求疫苗廠商按生產劑數捐款，以作為疫苗事故時的賠償基金。

臺灣是全世界第一個全面施打 B 型肝炎疫苗的國家，也是亞太最早實施公費疫苗政策的國家之一。其中，流感疫苗具有劃時代意義，部分學者認為疫苗較能節約總體社會成本，但持反對意見者則指出疫苗有其風險，必要性仍需作整體考慮。在政治上，地方縣市首長將施打疫苗當做政績加分的社會福利政策，對中央政府造成壓力，將許多疫苗納入公費。此一風氣也影響了商業行為，疫苗行銷多利用地方包圍中央的觀念，新北、臺北、彰化、臺中、屏東，臺南，幾乎大小的案子都成功。只是，政府的疫苗採購是一年一標的零和遊戲，數量大但風險也很高。

早期因研發停滯，自費疫苗及公費疫苗比重是公費八成、自費兩成，後來自費疫苗蓬勃發展，而公費疫苗多半是舊型的低價疫苗，民眾會依疾病嚴重度、價格等因素自費施打疫苗，自費疫苗一度成長至七成；現在政府把一些新疫苗納入公費，預計五五波態勢將會維持。

千禧年來疫苗最重要的研發進展，當屬謝嘉隆博士嫁接出肺炎鏈球菌七價疫苗（Sereotype Seven, 4、6B、9V、14、18C、19F、23F），名為沛兒。2005 年，沛兒進入美國國家疫苗計畫（National Immunization Program, NIP）全民施打。2006 年，衛生署召集防疫醫師、專家、學者，成立傳染病防治諮詢委員會預防接種組，負責規劃臺灣疫苗的接種計畫，同時根據臨床資料，進行趨勢判讀及政策討論，決定引入該疫苗產品。

由於肺炎鏈球菌要價高達數千元，為了打開臺灣市場，藥商致力提升病人對此疾病的意識，宣導重視肺炎鏈球菌危險性，例如在兒童醫院外掛關東旗、貼海報。藥商同時也搭配李慶雲基金會的衛教網，公告施打地點，並設立駐站醫師，在網站上即時解答相關問題。廠商也聘請一位臺北市衛生局退休的經理及三位衛教護士，專門配合各縣、市政府從事疾病衛教活動，使該疫苗成功打入市場。

肺炎鏈球菌疫苗的成功也宣佈疫苗進入高價時代，消費者調查及教育推廣變得十分重要。以往公費疫苗訴求傳染性、攸關生死；但高價疫苗主打解決生活上的不便，告訴民眾治療不如預防，行銷模式完全不同。此後，廠商陸續引進 A 型肝炎、輪狀病毒、子宮頸癌等疾病疫苗。比如輪狀病毒疫苗預防小朋友拉肚子，此症狀其實只需補充水份及電解質就能緩解。故藥商的訴求是：第一，拉肚子十分常見，但就醫浪費許多醫療成本，施打疫苗成本比較低；第二，輪狀病毒是小孩拉肚子的主因，對家長來說，小寶貝發燒、拉肚子很可憐，也可能感染給其他人，造成大家的困擾，有了這個疫苗以後，家長免去請假、照顧的時間成本。近年來，疫苗的行銷活動，除了政策面的公衛及研發的臨床試驗外，更多考慮到個人需求。

自費疫苗要求病人付費，若民眾沒意願施打，會認為藥廠勾結醫院。如果是病人自己提出來就無妨，因此行銷上更強調透過網路及廣告，直接對消費者訴求，一旦消費者有需求，「拉力」就出來了。一般傳統的藥品是先推產品，有了「推力」才想配套來輔助。疫苗則是佈置完成後才進入產品的提供。這是因為疫苗的單價高、產品特殊，需先製造民眾的施打意願需求、通路建立後才銷售，與以往行銷的推動順序完全相反。[15]

---

[15] 邱柏森訪談紀錄，2012 年 1 月 18 日，頁 10-19。

此外，處方用藥決定權是在醫師，病人不會有太大的異議。但疫苗須思考如何讓健康的民眾覺得預防很重要，要求施打疫苗。或讓醫師、護士主動告訴病人，應該接種某種疫苗。疫苗的對象是健康民眾而非病人，其作用是預防非治療，重點在於創造需求，讓民眾覺得打疫苗有急迫性，因此行銷上不只影響醫師，更要影響民眾。

基於上述考量，疫苗行銷一改藥界過去在乎醫師，不重視消費者行為及心理的作法，積極與奶粉公司、坐月子中心異業聯盟。一般而言，疫苗行銷會透過市場調查、焦點團體（Focus Group）來掌握民眾的意向，此後才以醫藥新知為素材，聯合召開記者會、舉辦民眾講座、媽媽教室，甚至在網路論壇、部落格上貼文，向民眾宣導預防的重要性。

就行銷策略而言，疫苗行銷首先考量特定年齡層施打疫苗潛在客戶數有多少？其中有多少負擔得起？如何說服？進到什麼通路？定價策略也很重要，到底是要囊括七成客戶賣1,500元？還是要鎖定金字塔頂端的1%，一劑賣5,000元？這些決定需要因地制宜，也要母廠的同意，同樣的疫苗在國家定價策略也會不同，行銷上的區隔就會更明顯，行銷的工具也要用得更透澈。

在民眾端，因為法規的嚴格限制，廠商只能做疾病預防宣傳，不能推廣品牌，影響病人選擇的關鍵還是在醫護人員。當然每家廠商都希望需求被喚醒，但也只能回歸疾病本身作訴求。

自費疫苗客戶數比經營處方藥多，大概有六成在診所，四成在醫院，客戶分級就很重要，規劃人力時要在客戶與產值上取得平衡。[16]

---

[16] 邱柏森訪談紀錄，2012年1月18日，頁9-10。

疫苗市場深受人口結構影響，尤其預防性疫苗打一個少一個，小兒疫苗在臺灣面臨出生人數銳減，發展頗受侷限。此外，人體的免疫反應又有記憶效應，每個疫苗的施打週期及必要性不甚相同，例如流感因每年病毒突變及變混種不易預測，除了影響公衛安全，也使生產成本及風險不斷增加。一般而言，疫苗製造需時七個月，因此對於市場需求的判斷非常重要，未預估好生產量，將造成重大損失。就公衛角度，全球從事疫苗生產只有少數幾家廠，疫情大爆發時，往往會供不應求，臺灣疫苗主要仰賴進口，全球序位較後，尤其令人擔憂。

疫苗進口商也積極參與政府標案的投標。根據政府採購法規定，低價者得標負責整批交貨，但考慮調度問題，當疫苗交貨量大時改採分批招標，由兩到三家一起交貨，流感甚至是五家一起交貨。公費疫苗時常打價格戰，讓相關單位陷入兩難，既怕供需失調，也擔心臺灣單價低，國際大廠不願供貨，造成防疫無以為繼。事實上，防疫政策是國土安全的重要環節，除了嚴格執行進口疫苗的檢驗及封緘，相關部門一直想要推動疫苗產業，但礙於現實環境，很難商業化。特別是受到保生製藥生產疫苗的失敗經驗影響，進口疫苗成為主流。直到最近，國光才重啟爐灶，該公司受到國家政策支持與保護，生產流感疫苗，然而疫苗設備及人力需要大量投資，臺灣市場有限，國產內銷，經營不具經濟效益；想外銷國際，則面臨生物製劑品質要求嚴格及是否能壓低成本兩大關卡，這也是除了 Aventis、GSK 及惠氏外，全球有能力投入疫苗研發生產的廠商並不多見的原因所在。

必須指出的是，疫苗及血液製劑在行銷上仍有明確區別。血液製劑較無民眾端之考量，血友病有病友會爭取政策保障病患權益，甚至影響給付條件跟治療規範，但處方權還是在醫師手上。疫苗是面對健康的消費者，要說服又不能廣告。疫苗進入公費需提供很多流行病學資料，取得專家共識，也要分析成本結構給政府參考。[17]

2.TNF apha 拮抗劑

最具代表性的免疫用藥產品是 Enbrel。Enbrel 屬於 TNF（Tumer Necrosis Factor）apha 拮抗劑。Enbrel 上市時，擔心供應量不足，提出三個 S，如果病人超過供應量要停止（stop）申請新病患，要怎麼持續維持每個病患供藥（supply），怎麼讓醫院的庫存（stock）不斷貨。但這個作法讓業績推展不開，不到半年後就放棄了。當時臺中榮總免疫風濕科對此藥進行大規模臨床試驗，效果非常好，治好許多病人。最有名的就是清大某教授，因為手指頭都變形，連開瓶礦泉水都沒辦法自己開。經過 Enbrel 治療之後，可以騎腳踏車、泡咖啡，生活自理。藥商就把這些真實故事拿出來當案例，讓業務代表很清楚地宣傳。當時 Enbrel 的用藥需經由 NICE guideline，也就是 DAS 28 的評估，分數要大於 5.1 才能給付。此評估相當嚴謹，成為推銷最大的困難。為了突破 NICE guideline，藥商嘗試了很多方法，包括組織北、中、南各區的審核委員，召開研討會，並以討論結果當治療基準，業績才開始改善。但又碰到一個瓶頸，醫師診療忙碌無暇整理病歷、相片、表格等健保事前審查文件，因此，該藥廠在全國聘請了 12 個臨床研究助理（Clinical Study Associate, CSA）來幫忙。臨床研究助理協助醫師整理病人資料以利事前審查，接著做病患的疾病照護、打針衛教等例行性工作。此

[17] 張力文訪談紀錄，2012 年 3 月 8 日，頁 1-9。

外，還協辦小太陽俱樂部，讓小朋友及家長瞭解幼年型類風溼性關節炎，其後不斷擴展到僵直性脊椎炎（Amkylosing spondylitis）、乾癬及乾癬性關節炎的健保給付。

生物製劑的行銷操作要將總公司的策略，調整成適應臺灣的狀況，特別是要考慮政策風向及醫院的總額限制。惠氏總裁王文德在當時拜訪某政要，該政要的家屬患有類似疾病，故十分肯定該藥的引進。雖然 Enbrel 等藥品有奇效，但生物製劑價格貴，除了總額排擠，更面臨醫院因利潤考慮不願配合的困擾。例如中區某醫學中心就引入同類品兩家去拼價格，讓病人用其他藥取代。

考慮到 Enbrel 是全新的藥理觀念，產品經理的知識基礎要求較高，團隊都是百中選一的強將。北、中、南只有六個人，在進藥階段，第一年業績是八千多萬，以免疫科、免疫風濕科病人數多的醫學中心為主，如臺中榮總、臺北榮總、臺大、成大、長庚、高醫、三軍總院等醫學中心。當全部的醫學中心都進藥完成之後，再推廣到聖馬爾丁、安泰、寶建等區域醫院醫院，產值不斷擴增。

生物製劑、癌症、孤兒藥都需要建立臨床研究助理團隊，一方面這些藥單價高、市場前景可期，更重要的，這些疾病的治療需要盯著病人，若沒有衛教系統要求病人固定時間服藥，治療效果會差很多，病人很快也會流失掉，影響醫院收入，但病人有任何問題都去請教醫院的衛教師，負擔過重，後來藥廠也開始自己請衛教師，協助自家產品的衛教。

銷售導向時期，業務代表單兵作戰即可，行銷導向為主時，就需行銷、營業及法規團隊的合作。全方位行銷時期，醫藥（medical）團隊的份量變重了，從事越來越精的團隊式行銷，不只是賣產品而已，也包含很多對末端消費者的服務，以前是針對醫師和藥局，現在又進一步，透過第三方機構接近使用者跟家屬。

未來發展最大的瓶頸是生物製劑的成本太高，一旦沒辦法提供好的利潤時，醫院會視為洪水猛獸。生物製劑證明可有效改善病人生活品質，延長壽命，但可觀的藥費支出，一定會排擠醫院總額。[18]

第三節 ▶ 逆境下的全方位進展

在臺灣，藥業是中小企業為主的產業，也是不可或缺的民生工業，附加價值高，有著不可多得的活力跟創造性，就國防戰略的角度，我國必須能夠自行生產抗 SARS、抗流感藥物，保障人民生命健康。廠商策略及行為的變化，跟法規、社經發展有密切互動的關係，政府政策的影響也很大。面臨健保削價、全球競爭壓力，國內藥商發現行銷技巧已走到極致，需要開發新的市場，或透過全方位的組織及策略整合來經營，這是大趨勢下的產物。但行銷全世界必須掌握各國法規，要將科學觀念轉換成口語化行銷語言；以區域、系統、通路、產品線做區隔，共同行銷、利潤分享的策略聯盟是較為可行的合作方式。綜觀之下，臺灣的藥業還有很長的路要走。

(一) 近年來的藥業

臺灣擁有多重經驗源流；殖民及商貿影響下，臺灣藥業體系跟歐洲、美國、日本發展出密切的關係。

依循日本的藥政體系並仰賴美援的支持，加之早年政府對藥界

[18] 邱柏森訪談紀錄，2012 年 1 月 18 日，頁 3-8。

的管理不彰，藥商銷售方式五花八門。1970 年代以來，藥品利潤減少，藥師被視為賣藥者不受尊重，1990 年代以來醫院壓縮經營成本，藥業苦撐待變，2007 年，《生技新藥發展條例》試圖透過投資抵減，獎勵措施啟動發展，但若政策支持力道不足，臺灣藥商本身又缺乏創新產品，其國際化就只能淪為代工業，而不可能是領航頭。

在制度面，臺灣藥業的發展建立於與政府及民眾的三角互動中，政府依法執行監管，如何在資訊不對稱的市場結構下，兼顧藥業發展與保護民眾權益，成為難題。在民主化年代，消費者的選擇會讓不肖業者無法生存，但政府仍維持過去的官僚本位及父權心態，強調管制，往往忽略了全球發展的急迫性及法律的平衡性。在此情況下，臺灣藥業人士較少強烈地與官員辯駁，或強力要求政策調整。我國亦缺乏廣納政府官員、學者、律師、業者參與制訂法規的機制。現行制度徒增官商勾結，也使立法未必符合實際需求。

在市場面，早年臺灣製藥產業技術不發達，對於疾病的瞭解也非常有限，「一種藥可治數十種病」，藥的種類不多，無論症狀如何都用同一種藥，藥廠行銷行為單純，但隨著競爭激烈，作用機轉的區分也越細緻，現在是「一種病有數十種藥可治」，藥廠必須透過行銷手法，把市場區隔出來。現代行銷管理知識的經營者、經理人，會先思考如何獲得利潤，而不只是考慮可做多少生意。健保下的臺灣藥品市場的三大族群是：第一、有專利保護獨占寡斷的新產品；第二、走小眾的利基市場產品；第三，大家拚個你死我活的學名藥市場。

在專業面，藥師分為臨床（醫院／診所／社區）、行政、製藥、以及行銷藥師。藥師是一項與醫師平行的獨立專業，臺灣因藥品販售亂象叢生，知識未能轉化為收入，臺灣的藥師地位及收入都不如日本、韓國，只靠調劑及執照，要扭轉現象很困難。藥學系的畢業生過去多半都到產業界發展，現在畢業生的首選反而是藥局，因為藥局每天固定上班八小時，一個月領五、六萬，還有執照費，當業務代表壓力很大，上班時間又不好掌握，讓專業藥師考慮以藥品行銷為生涯選項時，往往裹足不前。

在上述脈絡的牽引下，千禧年以來，臺灣藥業發展有幾個比較明顯的走向：[19]

1. 改善生活品質藥物：在市場驅動下，藥品不再只專注於「治療」疾病，轉向生活品質的提升，藥廠以科學理論及研究數據，將人階段性改變定義成不正常症狀，包裝出新的用藥領域，告訴民眾需要用藥來改善或緩和。但這些「病」就算不經治療也不必然有嚴重的影響，心血管指數及降血脂藥的行銷模式便是如此，又如用疫苗預防小孩免受輪狀病毒感染，讓父母心情及工作較不受影響，改善生活品質。

2. 開發獲利高、風險低的藥物：為了生存，藥廠必須把資源配置在高收益的治療領域上，例如開發抗癌藥，因為癌症藥品單價高，服用後有一定的療效，能延長患者半年以上不等的生命，但是癌症的存活率大多低於五年，對藥廠而言幾乎是低風險、高獲利的市場。

3. 老藥新用：藥品開發後，邊際效用便日益降低，缺乏競爭力，棄置在倉庫當「廢物」時，往往有意外的發現，例如羅氏藥廠偶然發現驅蟲藥的藥理作用有美白效果，就依此生產化妝品。1947

---

[19] 相關趨勢的探討，參考陳璧榮訪談紀錄，2011 年 12 月 21 日，頁 1-3。

年發明的麻醉藥 Xylocaine，原本常用於牙醫、小型手術或無痛分娩的麻醉等；後來發現此藥也有治療心律不整的功能，藥廠就順勢從既有產品中開發出新的價值。此外，精神科也有很多老藥新用的例子，此領域有穩定的需求，強調改善而非治癒，風險較低。

4. 植物用藥：也就是傳統植物性藥品（Botanical drug），在華人世界稱為傳統中藥（Traditional Chinese Medicine, TCM），特別是中國、印度、德國等製藥傳統悠久、有既成藥典可以依循的國家特別強勢，已成為相當看好的發展途徑，這個趨勢源於另類醫療盛行。植物用藥過去不受醫療主流認可、保險也不給付，但2007 年時，美國的 FDA 特地設置了植物用藥的審查管道，讓有藥典或傳統配方支持的植物藥可以從臨床前第二期開始，降低研發費用。植物用藥走入體制內，對藥業而言意味著另一波發展契機的來臨。在臺灣，有彥臣、中天、藥華、順天本草從事相關研發。中天改善癌症病人化學藥物治療產生的疲勞與食慾不振的「化療漾」，已在國內四大醫院完成進藥。[20] 此領域附加價值高，可能在研發的過程中，藥廠就發現可以改善某些症狀的保健食品，因而獲取可觀的利潤。

5. 治療性診斷（therapeutic diagnosis）：這是近十年來，藥業發展的重要趨勢，過去的治療就是服藥，但疾病在不同人身上的發展不一樣，用同樣的藥未必對每個人都有療效，等發現其他症狀或治療無效再換藥，已造成貽誤，加重病情。此外，病毒也有抗藥性，施診的誤判可能會使情況惡化。治療性診斷就是整合診斷與治療成為一個新的概念：明智用藥（smart drug），藥廠行銷時反而要教導醫師如何先做檢測再用藥，避免無效的醫療加重病情。但此種發展

---

[20] 杜蕙蓉，2014/06/05，〈植物新藥族群將掀比價行情〉，工商時報。

或形成新的排擠效應，而存在若干風險及爭議。

6. 基因藥物：自從1980年代開始發展，人類對於基因工程的瞭解愈來愈多，許多疾病的治療可以從DNA、RNA著手，現在已找出某些疾病的生物標誌（bio-mark），可以透過生技產品也就是蛋白質藥，讓特定的致病蛋白質不產生，就可以從根本阻斷疾病的產生，達到治療的效果。

7. 體外診斷（In Vitro Diagnostic products, IVD）：此技術現已成為熱門的醫療領域，例如血糖機，診斷機器只要取局部組織就可以探知身體的情況。在臺灣，藥品占整個治療費用的25%，但診斷設備支出只占0.01%，仍有極大的發展空間，目前已有許多藥品與診斷設備配套，像肝炎的治療就不只是藥品，診斷器材已成為其中不可或缺的一部分。

8. 保健產品：在國內削價競爭扭曲發展的現實下，發展非健保給付的市場是較可行的路。這是因為保健產品的技術門檻較低，且直接訴諸消費者，可透過媒體行銷建立品牌形象，收益佳，現金流轉迅速，同時發展可支持處方藥品甚至是新藥的研發費用。

（二）全方位行銷

健保實施後，藥費逐年削減，藥商無不積極轉型。同時期屈臣氏、康是美等現代化、連鎖的藥局以其明亮、方便、開架式的陳列，為傳統藥局帶來很大的競爭壓力，中、大型藥商除了自身轉型，也輔導旗下的傳統藥局一起轉型，成功案例非常多。本節以消費保健品及藥廠危機處理為例，說明近年來藥界行銷的跨領域、整合性發展。

1. 消費保健品

處方藥品需要醫師的專業判斷，病人無權決定用藥。對處方藥行銷人員來說，掌握好少數醫學中心，就可達到八成的業績，一旦打進醫院體系，不需要太多動作，就可維持一定的銷售量，在客群的管理上，只要與醫學專業人員有良好互動即可，對病人不需特別花時間。

消費保健品改善生活品質，對象則是云云大眾，像大海撈針，重視市場資訊整合、策略規劃。要面面俱到，考量不同立場及整個情勢，強調溝通、分享、利他。消費品事業的通路客群也不一樣。臺灣較具規模的藥局有五千家，最大單店產值不到整體市場的0.5%，除與藥局通路建立好關係外，還要以行銷策略維持曝光跟存在。

成藥針對常見小病，民眾可到藥局自行選擇、購買，在消費者心中建立知名度，讓民眾指名購買為成功之首。成藥複方居多，造成廠商間配方及行銷策略的區隔。作法是找出有市場潛力的消費群，提供差異化的利益點，吸引目標消費者，甚至創造需求、擴大市場。比如善存推出有別於一般配方的銀寶善存，廣告訴求年長者購買使用。

消費品與處方藥的差異（表5-2），還體現在面對醫師時，行銷人員的性別差異性影響不大，消費品方面則男女有別，許多藥局老闆站外場顧銷售專業，真正掌財務決定買貨的是老闆娘。或因商業模式特質要求所致，消費品事業的女性主管幾乎跟男性差不多，但處方藥品男性主管就占絕大多數。

表 5-2　消費品與處方藥比較

	處方藥	消費保健品
產品特性	單一成份，需醫師處方	複方，可自行購買
市場結構	以醫學中心之進藥為主	全臺數千家藥局的經營
業務人員特質	開創性、專業化	耐心、細膩度
通路客群	醫師等專業人員	普羅大眾
行銷模式	一對一行銷，重關係	一對多行銷，重廣告

資料來源：作者陳琮淵整理

在消費保健品市場中，先發品牌比較容易成為領導品牌。但成功取決於每個公司的決心與能力。普拿疼是後發商品，為什麼能超越百服寧？第一：普拿疼配方的優點在於不傷胃。當時的止痛成藥都是阿司匹靈系，吃了以後胃會不太舒服。普拿疼以不含阿司匹靈、不傷胃為主要訴求，對百服寧產生威脅。若百服寧能提出一個更強的策略，還是能把普拿疼的發展侷限住，可是必治妥公司當時聚焦在處方藥的市場，對百服寧只想維持。普拿疼積極投資，建立品牌策略，1994 年取代了百服寧變成領導品牌。品牌是會成長也會衰退老化，不是一個成功的商品就可以永保成功，必須要持續不斷的對品牌優化做努力，包括形象、配方的優化、還有透過行銷避免衰退、持續成長。

普拿疼、善存都經由產品延伸擴大消費群體。比如普拿疼開始只有膜衣錠，1992 年上市加強錠；2000 年應用快速崩散的新科技配方推出速效錠，滿足消費者更快速、更強效的止痛藥需求。普拿疼在止痛藥領導地位鞏固後，就開始規劃進入感冒市場，1993 年上市普拿疼伏冒錠（照片 5.2），後來再導入伏冒鼻炎和咳嗽錠，2002 年伏冒熱飲誕生，十年內將系列產品一步步引進上市，不但創造了感冒藥第一品牌，更讓大眾感受到普拿疼一直用心創造出新商品來滿足消費者的需求。

斯斯也是典範，五洲製藥在推斯斯進入市場時很用心，從日本學習如何把市場做大，如何用不同的配方對應感冒不同症狀，給消費者一個配套方案。在廣告方面，五洲的「俗擱有力」作法深得民間喜愛，該公司的創辦人吳先旺甚至表示，好的藥品廣告，「就是要讓零到一百歲的人都看得懂，讓不識字者到教授都會接受，才算是好廣告。」[21]

臺灣消費保健品的行銷富有特色及創意。伏冒鼻炎錠來自國外治療花粉季過敏的藥品，臺灣將此配方引進且根據臺灣品牌策略上市，當國外總公司看到臺灣的成功，願意讓臺灣自行發展配方，像伏冒熱飲除了檸檬口味外，其他口味皆由臺灣自行研發。

好的行銷策略可以引出對的資源，不管是是國外的配方，或

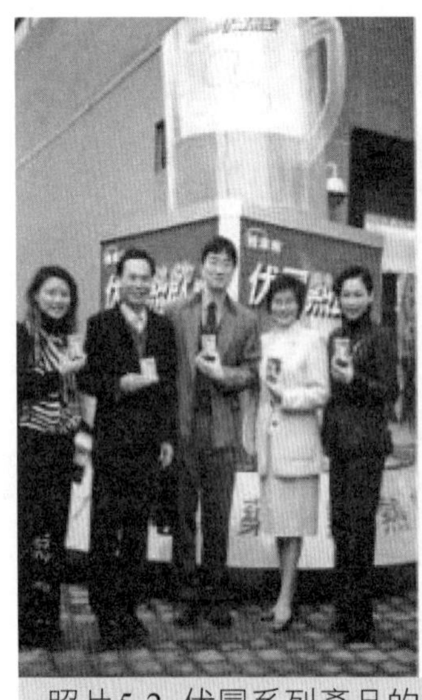

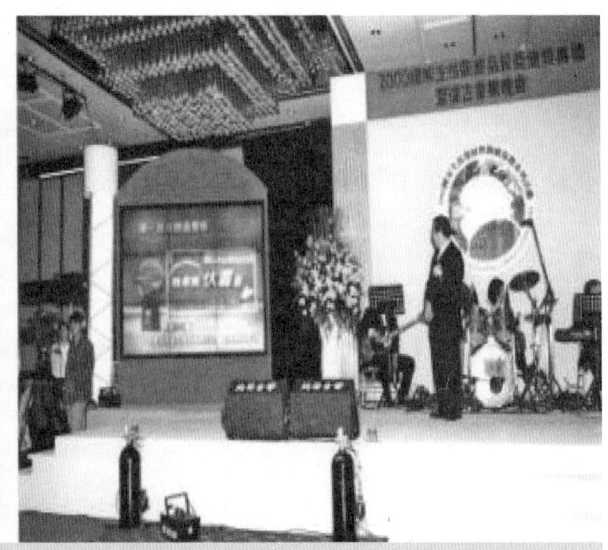

照片5-2 伏冒系列產品的行銷活動（李如虹提供）

者自己開發。臺資廠的行銷更為活潑，早期任何配方都需要處方依據，臺灣藥廠都必須從國外的藥典搜尋配方依據才能生產，但2000年後臺灣政府整合十大先進國家資訊，提出官方所認可的藥品成分和劑量的正面表列（OTC monograph），只要成藥產品配方合乎收錄到該表列中的劑量與成分，藥廠就可快速取得登記，從事販賣、行銷。

消費品行銷上外商跟本土之間有何不同？外商有比較多的國外成功經驗及現有配方，也非常重視藥品品管，讓消費者有保障。臺灣企業的優勢來自彈性、機動性。早年藥局販售的成藥絕大多數都是本地的產品：明通治痛丹、風熱友、新一點靈、綠油精等，多半都源於寄藥包時代的「便藥」。電視開播後，廣告最早期都是本土品牌做投資，外商田邊、武田也相當強勢；當時歐、美商還沒進軍臺灣。

再者外商在行銷跟投資比較有策略，進行長期規劃，產品開發也較積極，進行整體的投資、新產品延伸。外商又分日商及歐、美商。日商對於臺灣本土的深入度比歐、美好很多，在客戶端、藥局的影響力做得很紮實。日本跟臺灣生活型態比較接近，日商將絕大部分行銷資源放在通路上。歐、美商來臺發展較晚，資源比較集中於在廣告，建立品牌為主。

進一步的說，成藥行銷日本商重視關係建立，歐、美重品牌建立，日商瞭解臺灣藥局生態，跟藥局合作，用很多「推」式行銷力量。歐、美廠商的本土化以很大心力做消費者調查，瞭解消費者需要，從而創造很多好的行銷及廣告，建立品牌知名度，是一種「拉」式行銷力量。外商較少為臺灣生產不一樣的商品，但近年來全球經濟重心移到亞洲，情況已有改變。普拿疼肌力貼布就在此機緣下，在臺灣研發、製造。臺灣上市成功之後，推動亞洲區的全面行銷。外商越來越看重亞洲商機，新產品的創意、種類，比較符合亞洲人的習慣與認同。

成藥最好的時期是在健保之前，小病幾乎八成民眾都是自己去買藥。健保後只剩下三分之一的人使用成藥。健保對店頭成藥市場的衝擊及消費者就醫習慣有很大的影響。消費者覺得看醫師拿藥較安心。除非是小小的燙傷、頭痛，不然還是會去看醫師。臺灣的健保有利於民眾，但對產業發展及醫療資源的運用有很不一樣的定位。

有益於人體健康，疾病預防、加強機能的保健食品也是消費保健品的大宗。各國對這類產品認定有所不同，可能以健康食品或營養補充品名之，臺灣稱之為保健食品，約有900億市場，在全球排名前5大。雞精是最常見的保健食品之一，民眾公認雞精的價值跟好處，可以補體力，未將之視為治療性或預防性的藥品。

保健食品跟健康食品不同，臺灣的健康食品可以宣稱療效以外的益處。藥廠有技術、通路優勢，但在保健食品的市場占比不高，直銷商安麗、賀寶芙的市場占率近半。

近年來，茶、燕麥等得到健康認證，促進了健康食品的蓬勃發展。

健康食品屬於食品，以一般藥局或直銷的通路為大宗，藥局對於健康食品的經營手法不斷創新（照片5-3、5-4），與傳統藥品行銷模式相差甚遠。

其他國家的歷史軌跡有很多可資學習之處，一個品類怎麼樣發展、產品怎麼樣開發？怎麼樣透過消費者調查找到對的機會，都是學問。廣告行銷最重要的是：清楚行銷策略，你的消費者是誰、廣

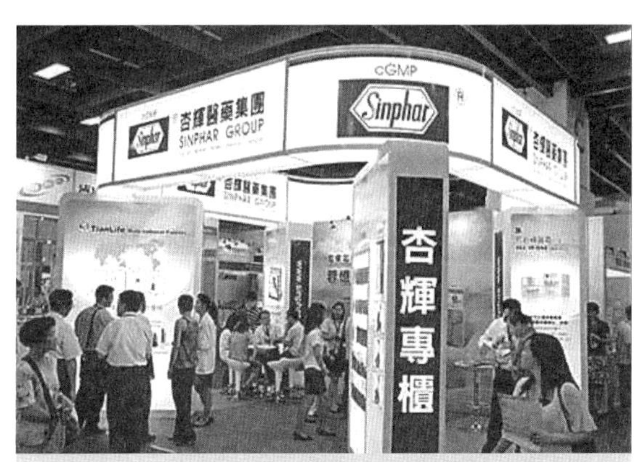

照片 5-3　藥商投入健康食品的展銷（李如虹提供）

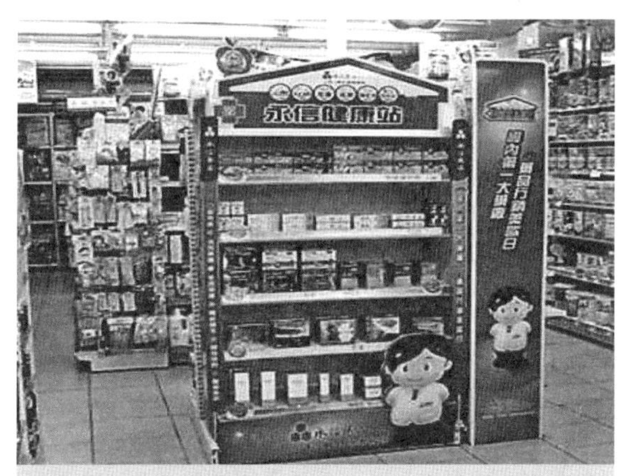

照片 5-4　新式藥房的店中店行銷（李如虹提供）

告對象是誰，你的商品有什麼與眾不同的好處。如善存很清楚看到臺灣銀髮族越來越多，市場越來越大，就設定出一個中老年人吃的維他命——銀寶善存，因為中老年人身體代謝不同所以需求不同，產品可以提供完整配方符合銀髮族的需要。接下來根據產品策略做廣告，打動這群消費者，讓他們能接觸到訊息且願意使用。調查後發現子女是重要的採購者，所以廣告的切入點是「我女兒買給我的」、「我買銀寶善存來照顧我爸爸媽媽的健康」，這就是從消費者的觀察或調查裡面去找出廣告溝通點，吸引目標消費群的注意，並激發他們的購買需求。消費品市調很重要，引進國外的成功經驗，還是要經過市調驗證。銀髮市場在美國是銀髮族自行購買居多。西方人強調人老心不老，雖然上了年紀還是非常活躍，所以西方國家的銀髮族維他命廣告內容，都是中、老年人熱情參與戶外活動。消費保健品的行銷策略因為階段性不同，會鎖定不同目標客戶群為訴求，以擴大商機。伏冒熱飲一開始針對女性族群，現在主打普羅大眾。有時候要創造民眾的需要，在同樣的治療範疇裡去改善，更實惠或是劑量越小、副作用更少，讓痛苦更少。

廣告就是找出一個打動消費者的方式跟印象，廣告完成後要在媒體上架也有很大的學問。到底是要電視、報紙、雜誌、收音機、還是網路，就視那個最能夠接觸目標消費群，以及所要傳達的訊息是什麼。如果是很多的新知，在電視上去播恐怕不符成本，平面廣告更合適，能以詳細內容讓消費者深入瞭解。藥商跟媒體是買賣及合作關係。常見的置入性行銷，比如說「女人我最大」節目把女人關心的美容、美儀的東西全部包裝起來。以節目型態呈現，讓新產品、新資訊透過趣味化、綜藝化的方式介紹出來。而網路跟其他媒體的不同就在於，成效決定在消費者要花多少時間在這網頁上，要怎麼樣做出更能夠吸引目標消費群的內容，把所想傳達的訊息充分傳達出來，甚至用互動的方式建立口碑。新環境、新媒體產生，對廠商來講是更大的挑戰。針對消費者關心的健康議題，怎樣給消費者一個正確的資訊，是廠商、主管單位及消費者保護單位很重要的課題。現下無法忽視網路的力量，多少人在看醫師或是購買藥物之前沒有去 google 一下的？

臺灣是一個飽和的市場，藥業有非常成功的案例，為什麼不走出去？臺灣發展出來成功的消費保健品，應該很有機會在中國複製成功，例如斯斯保肝發展中國保肝市場。臺灣有很多、很棒的創意跟人才，如能將共同理念的藥業組織在一起，可以降低風險，把這些品牌經過授權的方式帶到對岸，較有成功的機會。

消費品在行銷上需要很好的管理人才。消費品對於創意的需求性高很多，無論商學、廣告、語文、工科，只要人格特質喜好探險，喜歡把不同的元素連結起來的創意性格都能得到發揮。處方藥人才因為面對的是醫師，不管是行銷或業務人員，需要藥學或相關科系，基本上比較循規蹈矩。即使是健康食品，創意空間也會碰到法規限制，比如說冬蟲夏草雞精因有藥理效果，可以幫助體能的持續力，從創意的角度就希望能用最醒目的方式在廣告中訴求，但法規不允許，這對行銷人是很大的打擊。對創意者而言，藥品規範下只能曖昧的說，隔靴搔癢沒有成就感。

消費保健品十年來變化很大，有更多新的產品可以延伸，新的劑型、成分轉類，像療黴舒，以前是處方藥，現在能直接購買，以前口服，現在擦的、噴的各種劑型都有。創意是無限的，成份種類也越來越多，形式也越來越新。三高，老化、退化性疾病的需求不只是治療也包含了預防，消費保健品的發展範疇也隨之擴大。維骨力、療黴舒、牛樟芝紛紛崛起，反映了隨著社會變遷，人的需求已不只是治療或預防，更走入平常生活的健康照顧。

臺灣是一個小島，任何一個成功的範例出來，馬上產生跟風，用低價上市同樣的商品，以通路優勢搶攻市場。另外，生活型態改變，消費者自我照顧的意識越來越強，自費購藥比例提高，市場也越來越偏向消費者主導，消費者越來越不容易滿足，產業界的挑戰也越來越大。[22]

2. 藥品行銷與危機處理

危機處理是每一家藥廠都要準備的工作，必須事先建立好團隊，遇到危機時才能馬上處理。劉貞賢回憶 1990 年代中期，諾華

---

[22] 李如虹訪談紀錄，2012 年 2 月 14 日，頁 1-12。

公司碰到千面人事件，就花了很多時間處理。事件發生後，國際總部派一名具有 CIA 經驗的偵察員來指導，將錢送到左營火車站前某處的電源箱上，歹徒因有顧忌，不敢來拿，僵持不下。負責溝通的劉貞賢只好用情理在電話中跟歹徒說不要傷害到小孩，要有良心，不要犯下傷天害理的事。最後不了了之。由此可見，危機處理要處變不驚，臨危不亂，而且要配合專家來共同處理。

另外，平常也要跟各方維持良好關係。某位議員的家人，吃了諾華產品而去世。該議員不斷指責，媒體也大篇幅報導。諾華能渡過難關，首先是平常跟政府關係好，衛生署藥政處瞭解並支持。第二是媒體支持，平常建立的關係，危急時得以充分發揮出來。每年聖誕節時，諾華舉辦記者聯歡晚會，簡報全球及今年的狀況及展望，尋求支持與協助，甚至幫記者作培訓，增加其醫學常識。第三個更重要的就是醫師，由於醫學會力挺，表示藥品沒問題這才度過難關。

諾華在大陸也遇上兩次危機，一次抗慢性骨髓性白血病的藥 Glivec，被當地公司誣告，諾華除了登報誠正聲明，表示藥是瑞士開發、在美國做研究，完全不一樣，後來也提告成功了。另外就是 SARS 時，諾華北京突然有一個員工發燒，假如確定是 SARS 就要關廠，而且在前一天，北京已經有一家公司關廠。情勢緊張，檢查結果反應是陰性。當時諾華採行很多防範措施，像是輪流每天一半的員工在原廠上班，另外一半租一個辦公室，準備萬一有一批人中了 SARS，另外還有一半的人可以經營公司。領導人當然坐鎮指揮，危機處理的時候一定要跟公司在一起，越危險越要在一起。[23]

---

[23] 劉貞賢訪談紀錄，2012 年 12 月 18 日，頁 18-21。

危機處理很仰賴公司形象及對外關係，而舉辦公益活動最能提升公司形象（照片 5-5）。這有賴於平時積累及對員工的訓練。藥廠應成立危機處理小組，當問題出現，第一個出面的應該是公關人員，他們先跟媒體溝通，有需要再由管理層出面，這些流程，平常都要準備好。

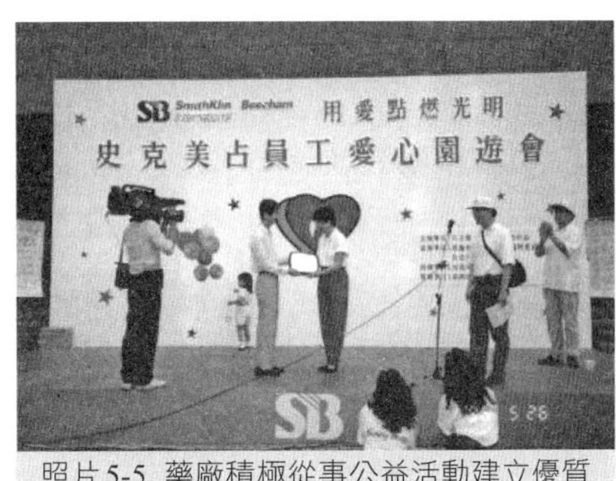

照片 5-5　藥廠積極從事公益活動建立優質形象（李如虹提供）

第四節 ▶ 全球競爭全面發展

相較於早期賣方獨大、醫師決定用藥的情況，千禧年以來因為藥品及醫療資訊普及，顧客（病患）對於藥品的消費與使用有越來越多的選擇性及自主權，更因近年來健保預算連年縮減，藥品市場規模不斷下修。高價而需要全部或部分自費的癌症、標靶用藥、基因治療及新型疫苗成為研發及市場新寵，加上受到特別預算保障的罕見疾病用藥（孤兒藥）的推廣，一種以顧客為導向的團隊行銷模式漸漸匯聚成全方位經營的藥業文化。

2000 年以來，行銷與專業化已成為臺灣藥業之共識，業界人士自動自發的規範要求——如醫藥行銷師認證、行銷規範的落實等等，人際關係的影響逐漸淡化（仍有一定影響力），行業競爭及發展也更為健全。而 PIC/S 與藥價連年降的壓力，加上政府對藥品管制要求增加，藥業過去被認為「暴利」的現象也不復存在，而是艱苦的維持。

隨著市場開放及國際化，目前藥廠已更多引進外部資金，包括銀行聯貸、公開上市、櫃等方式，這些自市場籌得的資金規模龐大，也更要求完善合理的經營計畫。在經營上，雖然臺灣藥業家族企業色彩普遍減少，但包括禾利行、生達製藥、強生製藥、中美製藥等知名藥廠在內，正規劃30-40 歲左右的家族第二、三代，開始擔任特助、副總、總經理準備接班。

隨著醫療院所占市場比重逐漸提高，行銷管理的重要性也提高。許多大藥商曾從事藥廠代理，或為銷售出身，或具藥學、技術背景。本土藥廠在外商的影響下導入專業經理人，後經公、協會的大力推廣，專業行銷已成藥業基本理念。

臺灣藥業的國際化自1990 年代進一步與世界接軌，隨著cGMP、PIC/S 等制度的推動，藥廠的品質漸漸追上國際標準，陸續有通過世界級大藥廠及 FDA 查廠的案例出現。本土廠商積極取得國際認證，且因國內健保藥價降低，漸向國際發展，惟傳統式國產廠人才不足，資源有限，勉力應付。對內則開拓了健康食品及醫美領域，發揮了創業的能量與衝勁。

結論：藥向前行

藥品銷售是一門內訓嚴謹、強調以人為本的古老行業，有其寓濟世救人於商業行為的特殊性，對社會文化亦有一定影響，但其來龍去脈卻只在藥學、醫學或生技產業的書籍裡附帶一論，顯得無足輕重。本書認為，在臺灣藥業發展過程中，藥品流通環節的重要性不亞於新藥研發及製造，臺灣藥品流通的變遷除了是商學院應該探討的行銷個案，也是關乎國民健康、社會發展及生技產業成敗的重要篇章。我們認為，臺灣藥品行銷企業史，是一部藥事專業人士如何在不同年代的各種挑戰下，發揮拼搏精神的創業奮鬥史，臺灣藥品行銷也在此精神的引領下，開展出獨特的利基及跨制度、跨領域（地區、國家）商業文化（圖6-1）。

回顧近百年來的臺灣藥品行銷發展，臺灣藥界走過日治及戰後初期衛生環境不佳，藥品匱乏的年代，當時臺灣本土藥廠尚未發

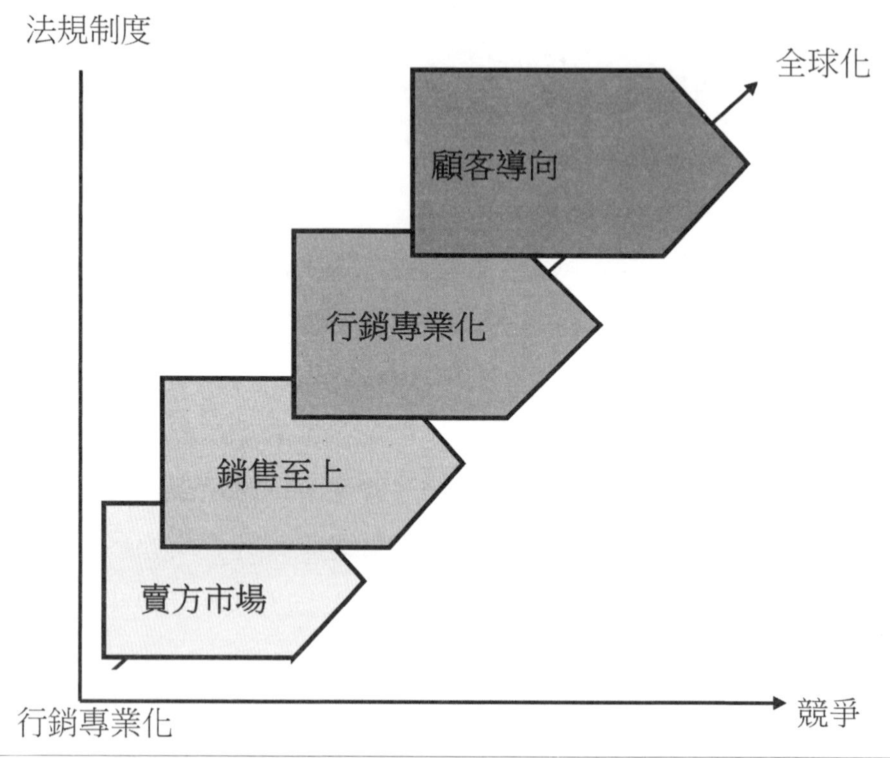

圖6-1 臺灣藥品行銷的發展路徑

資料來源：作者陳琮淵繪製

達，民眾用藥需求只能透過「寄藥包」的克難方式來滿足，相關法規及行業規範未上軌道，也使得市面上偽藥氾濫，治療性藥品一藥難求。藥品賣方獨大的情況下，竟而出現醫師及藥房老闆需宴請藥商以爭取購得抗生素、退燒藥等藥品的怪異現象，讓藥業形象蒙上陰影。在政府介入干預及社會經濟條件日益改善後，國內藥廠數量迅速增加，但製藥品質卻未相應提升，藥業的競爭流於人際關係的建立，不同的是藥商從赴宴者變成邀請者，宴飲之際訂單成立，藥業的聲譽卻也每況愈下。1960 年以後，國際大藥廠紛紛來臺設廠投資，不僅帶動製藥技術提升，也將藥品銷售及行銷概念擴散開來，為行銷專業化的發展奠定重要基礎。然而在臺灣有限的市場及技術條件下，本土廠商間只能削價競爭難以獲利，發展又面臨新的瓶頸。有識者融合外國行銷方法及本土市場需求，自1970年代末起推動臺灣藥品的專業化行銷，搭配1980年代方興未艾的生技產業浪潮，及政府強力推動GMP制度、專利保障及臨床試驗等國際接軌的政策，經過一番痛苦的蛻變過程，臺灣藥業可謂脫胎換骨，在亞洲地區極具競爭力。生活富裕、環境污染及競爭壓力，使得三高、癌症及精神科用藥量大增，且老年人口不斷增加，相關治療領域的市場也不斷擴大，逐漸取代了抗生素、消炎藥等公衛性疾病用藥的市場地位，改變了藥品行銷的模式，然而，輝瑞、諾華、賽諾菲安萬特、羅氏等原廠新藥在臺灣市場營收的強勢地位，仍舊沒有出現變化。1990年代全民健康保險的實施，則將藥業帶往新紀元，但以藥養醫、藥價削減的結果，則推促不少藥商選擇直接面對全球市場，前景固然困難重重，但已出現了若干進展。經濟成長衰退、景氣低迷，以及健保調降藥價，大環境惡化讓許多藥廠無所適從，不知如何面對。展望前路，我們認為以下幾個藥業趨勢將構成最主要的挑戰，但也蘊含著最美麗的前景。

一、治療體系的變遷：千禧年起，全球新藥研發活動停滯，重量級產品專利紛紛到期，各國鼓勵使用學名藥品以撙節醫藥開支，使得藥品市場的結構產生變化，而決定此一變遷及相應藥品行銷策略未來走向的，則來自治療體系的轉型。過去是醫師獨大，但在資訊流通的民主社會，人民選擇醫療方式的自主性日益增強。過去是以醫師為中心，其次是病人、再者是醫院及醫療人員，藥廠居於最外圍；然而在可見的未來，全球醫療的趨勢將以病患為中心，醫師居次，藥廠再次之，最後才是醫院及所屬醫療人員。這樣的變遷意味著藥業人員在醫療活動中將扮演更積極的角色，藥品研發與治療的進一步結合，也將扭轉整個行銷模式，異業的結盟及第三方參與的情況將日益普遍，藥商也必須針對不同的利益相關者，擬定差異化的整合行銷策略。

二、制度面臨鬆綁、轉型的壓力：強調用藥安全、平價至上的法規思維無可厚非，但政府應該思考如何兼顧產業發展需求，在知識發達的年代，各國積極研發新藥，廠商一旦落後就失掉了良機，不免血本無歸；試想一個經濟、產業不發達的國家，國民亦無可能享有高水準醫藥照顧。面對現實情況，在研發及臨床試驗方面，我國法規仍有適度放寬的空間，並應從更宏觀的角度來做整體規劃。相關單位本位主義、各行其是的作風並不可取，認定法規一旦放寬，業界必有脫軌謀利行為的管制思維，也已落伍。

現行藥品投標制度使得藥廠難以經營，一窩蜂地生產同類產品加劇惡性競爭，出現學名藥報價遠低於核定價，廠商因不堪虧本，被迫將部分安全好用的老藥下市，搶進推出各式改版學名藥的亂象。產銷秩序失調所造成的價差又坐實藥業暴利的指控，讓業者含冤莫白。另一方面，臺灣健保以過低的收費來提供國民醫療服務，不僅造成浪費，也鼓勵醫療院所賺取藥價差，犧牲了臺灣藥品產業的生存空間。透過藥價調整來彌補虧損，使藥廠利潤漸減，已不符成本，面臨生死存亡，亟待由法規及制度面進行解套。

最近，衛福部食藥署為避免民眾小病逛醫院、浪費醫療資源，計畫將輕症過敏、低劑量阿斯匹靈等13種處方藥，改為可到藥局購買的指示用藥。但由於醫藥領域的專家仍有意見，具體落實的時間點將有所延遲。顯見制度的改革已見端倪，但仍需加緊腳步及幅度。

三、臺灣新藥研發急起直追：中研院、國科院、工研院，臺大、成大、陽明等大學，長期從事藥品研究開發，但多半從中藥提煉，只有少數產品得到國際認可，政府的支持並不到位，臺灣藥廠也缺乏開發的資源與意願，相關發展如大海撈針。二十年前，工業局為協助發展製藥工業，出資二千萬元，配合藥廠集資四千萬元成立藥技中心，但對於新藥研發技術的提升，貢獻仍然有限。臺灣藥業管理產業政策並不明朗，投入的資源也不足，放任研究單位及廠商自力各生，是相關研究未能開花結果的關鍵。這種為人詬病的產學斷鏈情況，在《生技新藥產業發展條例》通過後，已有明顯改善，也為藥業帶來新的投資契機及發展領域。

四、藥業組織的專業化：專業人才是藥業競爭的決勝關鍵，然而，臺灣藥業的家族事業體質卻不易吸收新知、引入外來人才，不利於企業永續經營。有鑑於此，許多臺灣的藥品行銷企業已將人事制度國際化，透過上市、上櫃及分紅、配股制度來招募優秀幹部，也有不少企業主在完全放手讓第二代接班前，盡可能培育其藥廠財務和行銷方面的工作經驗，甚至交由專業經理人團隊經營。

依據本書的研究心得及作者長年的藥品行銷經驗，在此對臺灣藥品行銷產業如何走出自己的方向，提出兩點建議：

一、積極投入新藥研發

藥品銷售固然面對缺乏重量級新藥、營業生產力下降，以及藥價調整的衝擊，似乎前景灰暗。但從樂觀的角度來看，近年來預防醫學、藥物基因診斷皆大有進展，未來可因應病人客製化實施個人治療。首先，美國總統歐巴馬不久前在國情咨文演講中提出「精準醫學計畫」（Precision Medicine Initiative, PMI）作為該國國策，希望美國能推動利用個人化基因資訊來治療疾病，完成新世代的醫療革新，「精準醫療」[1]揭示基因檢測領域的商機來臨，賽亞、訊聯、大江、基亞、基龍米克斯、聯邦應用基因等臺灣基因檢測廠商，可望獲得發展機會。其次，預防性診斷及個人化藥品前景大好，對藥界而言，為因應競爭資源和活動方式的變革，在行銷端盡早佈局，尋找新的經營模式及合作伙伴實屬必要。在研發端，「醣」技術已成新藥研發熱門領域，臺灣學界居於全球領先地位，廠商也陸續投入，有可能創造巨大商機。中研院研究團隊技轉19項專利的醣基生醫，醣基、浩鼎、醣聯、泉盛、中天、基亞都已投入醣分子新藥研究，基亞和浩鼎甚至有機會搶攻全球第一張醣體新藥藥證。近年來臺灣新藥研發成果已陸續傳出捷報，且能適配於臺灣以中小企業為主的產業結構，藥廠已採取聯盟、自行開發、結盟國外藥廠等模式投入新藥開發，杏輝、友華新藥已進入二、三期臨床，健亞、生達主導的聯盟也備受期待（表6-1）。[2]

[1]「精準醫療」即「個人化醫療」也就是以個人基因組信息為基礎，為病人量身設計出最佳治療方案，達到治療效果最大化和副作用最小化的醫療模式。相較傳統醫療，精準醫療具有針對性、高效性及預防性等特徵。

[2] 杜蕙蓉，2014-06-16，〈本夢比行情發酵 搶進新藥 學名藥廠也瘋狂〉，《工商時報》。

表 6-1　現階段臺灣藥廠新藥研發的方向與成果

廠商	產品	發展情況	適應症	技術合作及生產
杏輝	肉蓯蓉		老人癡呆症	
	綠茶萃取物		心絞痛	
杏國	SB01	美國 FDA 二期臨床	Solid tumor	國衛院技術轉移
	SB02	臨床前	Solid tumor	國衛院技術轉移
	SB03	取得 FDA、歐盟、TFDA 藥證	Genital Warts	
	SB04	美國 FDA 二、三期臨床	Dry-AMD	
	SB05	全球第三期臨床試驗	Triple Negative Breast Cancer	入股德國新藥廠 MG
友華	Multikine	美國 FDA 二、三期臨床	頭頸癌	
	NC-6004	美國 FDA 二、三期臨床	胰臟癌	微脂體技術與日本藥廠合作
	TRK-820	美國 FDA 二、三期臨床	血液透析引發的低血壓	
	ASC-J9	美國 FDA 二、三期臨床	青春痘用藥	
健亞等	DBPR 108	臺灣與美國一期臨床試驗	糖尿病	健亞、東洋、中化、永信、南光、信東合作
太景	太捷信	已向 TFDA、CFDA 申請藥證	社區性肺炎	授權浙江醫藥、臺灣美時代工
寶齡	Nephoxil	取得 FDA、日本、TFDA 藥證	洗腎患者排磷劑	
智擎	PE02	已向 FDA 送件	胰臟癌	自行生產
基亞	PI-88	申請藥證	肝癌	澳洲代工

浩鼎	OBI-B	三期臨床試驗	乳癌	永昕代工
生達等	DCB CI0901	臺灣和美國一期臨床試驗	抗癌標靶新藥	生達、永信、中化、益得生，並結合生技中心研發
中天	化療漾	上市銷售	化療用藥	
	賀必容	上市銷售		
	癒必寧	三期臨床		
國鼎	GHAML	FDA 核准進入一期臨床試驗之孤兒藥	治療急性骨髓性白血病	

資料來源：2014-05-26 工商時報記者杜蕙蓉；杜蕙蓉，2013-11-11，〈佈局新藥上市 新藥廠射 3 箭〉，《工商時報》；杜蕙蓉，2015-05-06，〈中天集團衝刺新藥 營運添動能〉，《工商時報》；黃文奇，2015-05-06，〈國鼎白血病新藥 獲美孤兒藥認定〉，《經濟日報》

誠如中研院長翁啟惠所言，臺灣的藥廠應彼此整合擴大規模、強化國際競爭力，政府則必須擴大研發投資、強化法規及智財保護，積極吸引並留住優秀企業及人才。

二、革新行銷管理

臺灣實施二代健保後新藥的可近性降低，專利過期藥品的藥價調整幅度和頻率增加，傳統營業和行銷手法將難以適用，加上市場行銷規範日益嚴格，對藥界的既有獲利模式、客戶經營、行銷策略等形成重大考驗。

在此情勢下，重要客戶管理（Key Account Management, KAM）漸受重視，呈現了業界因應制度與市場情況變化的最新策略，在研究方面朝向開發專業性利基市場產品，在行銷上重視醫師的診療行為和醫院整體的治療方針，合理化行銷人力配置，節約資源。除了重要客戶管理外，「臨床的銷售陣容」（Clinical Sales Forces）也被認為是最成功的策略，值得重視。[3]

在 KAM 體系下，醫藥行銷經理必須瞭解團隊如何盡其所能地達成哪些目標、重要人物是誰、影響他們做最後決定影響因子等。在執行上，必須依據對象改變內容。例如依據處方者的需求，描繪出包含醫療整體、處方藥物的流程，盡可能滿足所有具有影響力客戶的需求。[4]

就此言之，醫藥行銷人員必須有能力和醫師、護理師等醫療專家探討疾病治療方式，使其充分理解自家公司的產品，讓客戶在選擇藥物時，做出明智的決定。面對趨勢變遷，臺灣業界已嘗試導入 e 化系統、進行管理革新，並與大學合作創立專業學分班，積極推動醫藥行銷師認證。

在 OTC 產品方面，臺灣醫藥行銷人才濟濟，藥品之創意行銷的發揮，乃是透過最適媒體以符合在地化的創意語言觸動消費者。

臺灣的藥業尚有極大之發展空間，國人創新、研發能力強，未來再加強國際行銷人員之培育，將對臺灣醫藥產業之國際化發展有所助益。

書末要特別強調的是，無論是研發或行銷的發展，臺灣「藥人」都是經過挑戰，克服重重困難才獲得今日的成就，臺灣行銷發展走過的道路，在在印證了「藥向前行」的開拓精神。

然而，過去的成功作法，未必是未來的典範，必須以創新思維與時俱進，不斷地改革。面對挑戰，除了政府在制度及法規上加大支持力道，藥業廠商也應積極推動管理革新及建立多國行銷團隊。

---

[3] 陳如月，2015-04-20，〈明天的銷售策略（之一）〉，全球 MR 新資訊專欄。

[4] 陳如月，2012-12-17，〈重要客戶管理 Key Account Management（上）〉，全球 MR 新資訊專欄。

期許有志者站出來整合研發、行銷諸環節，促進藥業的發展。

藥品行銷是良心，也是道德，這是藥業應該堅守的傲人價值，藥品研發耗時、費力，藥品品質直接影響國民健康及生命安全，如從業人員缺乏使命感及專業知能，損壞的豈止是商譽。也因此，藥業不論生存環境如何，都將秉其本心，提供高品質的藥物來貢獻社會和人群，也只有如此，才能一路向前躍進，藥向前行！

附錄

附錄一 藥品行銷／法規發展之大事年表

時期	內容
1865-6	英國基督教長老教會派馬雅各（JamesL.Maxwell）醫師來臺行醫傳教，於臺南設置禮拜堂與醫館，招收臺灣人為助手
1880	1871 年加拿大基督教長老教會派馬偕（GeogrgeL.Mackay）來臺傳教，於淡水興建「偕醫館」，馬偕病逝後歇業，後由宋雅各醫師重新開業
1886	劉銘傳在臺北城內建立官醫局、官藥局、養病所，聘西醫漢生為醫官，免費醫療人民與士兵，為本省公立西醫院之創始
1890	盧嘉敏（GavinRuessell）醫師於豐原附近開設大社醫館，盧醫師辭世，1893 年停業
1895-6	教會派蘭大衛（DavidLandsborough Ⅲ）醫師來臺接替盧醫師，1896 年設立蘭醫館，並於 1906 年興建彰化基督教醫院
1895.6	日本政府在大稻埕創設「大日本臺灣病院」隸屬民政局，由濱野昇出任院長。同年 7 月由日本派遣醫師 10 人、藥劑師 9 人、護士 20 人來臺開始診療
1896.3.31	公布臺灣製藥（鴉片）所組織規程，將設立以精煉分析鴉片為主的製藥廠
1896.5.28	公布「臺灣醫藥規則」，規定執業醫師皆須領取開業執照，對山地及偏遠地區則限地開業，訂定限地開業醫規則
1897.12	臺灣總督府製藥（鴉片）廠完成，設於臺北西門町
1900.9.1	公布「臺灣藥品取締規則」
1900.11.11	醫藥學研究會第一屆總會在臺北醫院舉行
1902.9	為推行防疫事務，於衛生課內置臨時防疫事務館及防疫醫官
1909.7	臺北下水道工事完成，成為臺灣汙水處理衛生建設之始
1910.1	臺北自來水廠竣工，為臺灣飲用水衛生工程之開始
1911.8	公布「臺灣賣藥營業取締規則」，為臺灣藥政管理之始
1918.6	世界性流行性感冒由基隆侵入，全島至 12 月中為止患者數 779,523 人，其中死亡者 25,394 人
1921	開辦保健衛生調查，包括出生、死亡、風俗習慣、生活、健康狀態、住民體格與其他相關衛生事宜
1922.3	星製藥會社在高雄州山地附近開始栽種 Kina
1929.3.29	公布藥劑師法、種痘法及其施行細則
1943.11.1	施行「藥事法」，改訂「臺灣藥品取締規則」
1945.11.15	臺灣省行政長官公署民政處下設衛生局，局長為經利彬

1947.5	長官公署改組為臺灣省政府，魏道明為主席；設衛生處直隸省政府，首任處長為顏春輝，在各縣市成立衛生所
1947.5.7	臺灣醫療物品公司成立
1947.6.1	陸軍軍醫學校改稱為國防醫學院
1948.4.20	藥劑師公會暨中藥公會成立大會
1948.7	臺灣區製藥工業同業公會成立
1949	國府遷臺，國防醫學院於臺北水源區復校
1949.5	行政院衛生署麻醉藥品經理處遷臺，隨行運送 26 噸阿片土，定址於臺北市林森南路 6 號，開始供應醫療用麻醉藥品
1950.3.1	勞工保險開始實施，包括傷害、生育、死亡及老年給付
1951.4.20	省政府通過管制西藥辦法
1951.5.3	省政府公布「臺灣省藥品管理辦法」
1951.6.6	行政院通過「中央公務員工保險辦法」
1952.7.25	臨時省議會通過「臺灣省痲瘋病預防規則」、「臺灣省管理醫藥廣告辦法」、「臺灣省乙種醫師限地開業辦法」、「臺灣省西藥管制辦法」、「臺灣省管理藥商辦法」、「臺灣省查驗成藥辦法」等多種醫藥管理行政法規
1953.5.24	中華民國中醫藥學會成立
1953.5	臺大醫學院成立藥學系
1954.7	高雄醫學院成立
1955.5.24	立法院通過修正「衛生部藥品供應處組織條例」、「衛生部藥物食品檢驗局組織條例」、「衛生部檢疫所組織條例」等
1955.8.10	行政院通過「公務員保險辦法」
1956.7	勞保開辦疾病住院給付
1958.8.1	公務人員保險法開始實施
1958.9	公務人員保險法實施疾病住院、門診給付
1958.11	中國醫藥學院在臺中成立
1959.11.1	臺北榮民總醫院成立
1960s~	公立醫院個別招標各地區藥商搶標供應
1960.4.16	省政府開始實施「勞工保險條例」，並成立勞工保險局
1960.9	公布「取締偽劣藥禁藥辦法」
1961.3.3	公務人員保險全面實施，免費體檢開始辦理
1962.7	中信局公保處自辦門診醫療
1967.7.1	三軍總醫院成立
1967.7.28	內政部公布實施「藥商、藥品管理規則」
1968.9.30	廢止「臺灣省管理藥商辦法及臺灣省檢查成藥辦法」

1970s~	每縣市原則上設立一家省立醫院，藥品市場由藥局、診所逐漸擴大至公立醫院
1970.1.1	勞保門診診療計畫開始實施
1970.8	公布「藥物藥商管理法」
1971.3	行政院衛生署成立，掌理全國衛生行政業務，首任署長為顏春輝
1971.6.24	衛生署決定准許無照藥商販賣成藥
1971.6.30	陽明醫學院成立
1972.10.17	內政部公布「實施勞保指定診所醫院辦法」
1973.5.27	行政院公布「藥物製造工廠設廠標準」
1976.9.30	省政府廢止「臺灣省管理醫療廣告辦法」
1976.12	長庚紀念醫院門診中心成立
1977.2	國泰醫院成立
1977.2.14	省政府通過將省衛生試驗所改組成中央藥物食品檢驗局
1978.6.28	經濟部及衛生署公布西藥自由進口辦法
1978.9.20	衛生署藥物食品檢驗局成立
1980.1	勞保開辦疾病門診給付
1981	藥品查驗登記制度、藥品開放自由進口
1981.6	臺北市立醫院第一次聯合招標
1982	公保實施眷保（配偶）疾病住院、門診給付
1982.5.26	公告「優良藥品製造標準」（Good Manufacturing Practices, GMP）
1983.5	衛生署所屬（省立）醫院聯合招標
1985.6	高雄市立醫院聯合招標
1985.10.25	農保開始試辦
1986.6	公告「安定性試驗基準」
1986.11.11	公布「醫療法」
1986.12	專利法修正
1987.6.30	衛生署核發 B 型肝炎疫苗製造許可證給保生公司，此為國人自製疫苗
1987.9	輔導會所屬醫療院所聯合招標
1987.11	生體可用率（BA）& 生體相等性（BE）公告
1987.12	臺北市西藥代理商業同業公會（前身為臺北市進出口商業同業公會西藥小組）成立
1988.4	公告「藥品委託製造實施要點」
1988.5.26	衛生署正式實施國產製藥 GMP 制度
1988.6	公告國外新廠須檢送工廠資料（PMF）
1988.12.28	「藥事法」（原藥物藥商管理法）修正通過

1988.12	藥品再評估（心臟科、精神科、麻醉科藥品）
1988.12.31	完成 GMP 實施計 234 家（原有 550 家）
1989.7	公保實施眷保（父母）疾病住院、門診給付、制定農民健康保險條例，全面實施農保
1989.10	教育部所屬國立醫院聯合招標
1990	漁民保險實施
1990.1	中華民國西藥商業同業公會全國聯合會成立
1990.7	中華民國製藥發展協會成立
1990.8	勞保甲乙丙表實施
1991.7	國際醫藥法規協和會（International Conferenceon Harmonization）成立
1991.9.12	國家衛生研究院成立
1991.11	勞保用藥種類與價格表訂定原則
1991.12	中華民藥品行銷暨管理協會（前身為中國藥學會行銷小組）成立
1992.7	公保實施眷保（子女）疾病住院、門診給付；中華民國開發性製藥研究協會成立
1992.8.31	兩岸醫藥衛生交流衛生署完成規劃
1993.1	財團法人製藥工業技術發展中心成立
1993.1.19	公布「藥事法」
1993.7	七七公告（新藥安全監視制度），申請新藥查驗登記需執行國內臨床試驗
1993.10	國防部所屬醫療院所聯合招標
1994.1	消費者保護法公布
1994.8	公布「全民健康保險法」
1995.1.1	中央健康保險局成立
1995.3.3	全民健保開辦
1995	公告無菌製劑應實施確效事宜
1996.11	公告「藥品優良臨床試驗規範」
1997.4	醫藥分業實施（依藥事法 102 條）
1997.6	中華無菌製劑協會成立
1998.7	試辦牙醫總額、財團法人醫藥品查驗中心成立
1998-2000	五次公告免除國內臨床試驗之新藥品目
1999.4	「藥品優良製造確效作業基準」
1999.5	公告「藥品優良製造規範」（cGMP）
1999.6.2	總統令公布「麻醉藥品管理條例」修正為「管制藥品管理條例」
1999.7.1	衛生署麻醉藥品經理處改制為衛生署管制藥品管理局，並依照「管制藥品管理條例」開始推動管制藥品證照管理制度

1999.9	實施藥價調查與藥價調整
1999.10	中華民國西藥代理商業同業公會成立
1999-2004.3	公告「國產藥品三階段 c-GMP 確效作業」，完成第三階段 165 家
2000.12	雙十二公告（修訂七七公告，銜接性試驗制度 2004.1 正式實施）、財團法人藥害救濟基金會成立
2001-2005.12	公告「輸入藥品三階段 c-GMP 確效作業」（輸入藥廠約 1300 家，完成三階段 935 家）
2002	PIC/S（Pharmaceutical Inspection Cooperation Scheme）七國衛生主管機關派員來臺實地訪查
2002.4	公告「藥品優良製造規範——原料藥作業基準（含生物製劑）」
2002.7	全民健保實施醫院總額預算制度
2002.9	實施西醫醫院總額支付制度
2002.12	社團法人臺灣藥物品質協會成立
2003.11	醫療機構人體試驗委員會組織及作業基準
2004.1	公告「藥品優良臨床試驗準則」
2004.9	公告「藥物安全監視管理辦法」
2004.10	公告「藥物委託製造及檢驗作業準則」
2004.11	公告「藥品優良調劑作業準則」
2004.12	公告「藥品安定性試驗基準（草案）」（儲存條件，zone Ⅳ）
2004.12.30	管制藥品管理局製藥工廠全面完成 cGMP 確效作業
2005.1	公告「藥品查驗登記審查準則」、「藥物製造工廠設廠標準」
2005.2	藥事法修正（資料專屬權五年立法）
2005.4	實施新藥事法「產銷分離」政策
2006.7	「臺灣藥品臨床試驗資訊網」相關事宜
2007.4	社團法人中華民國學名藥協會成立
2007.9	「藥品臨床試驗申請須知」
2007.12	公告實施 PIC/SGMP
2009.3	「植物新藥藥品臨床試驗基準」
2009.12	訂定「人體試驗管理辦法」
2010.1	行政院衛生署整合藥物食品檢驗局、管制藥品管理局、藥政處暨食品衛生處等四個機關和單位，成立食品藥物管理局（TFDA）。導入住院診斷關聯群（DRG）制度
2010.2	修正「藥物製造工廠設廠標準」、公布「人體生物資料庫管理條例」
2011.1	「人體生物資料庫設置許可管理辦法」、二代健保法修正通過

2011.6	整合藥品審查工作小組（Integrated Medicinal Product Review Office, IMPRO）成立
2011.10	第七次藥價調整，藥業團體抗議
2015.1	全面完成實施 PIC/SGMP

資料來源：陳永興，1997：331-375；張天德、莊俊三、李志恒提供

附錄二　臺灣暢銷藥品排行（1980~）

說明：單位為百萬元新台幣，依2014年金額排序，當年度統計至第二季為止

治療領域 \ 年份	1985	1990	1995	2000	2005	2010	2014
抗腫瘤藥及免疫製劑	181	272	808	4,048	8,754	19,022	25,949
心血管系統	1,368	2,737	6,429	14,101	20,615	21,334	22,236
抗感染藥	3,100	4,033	7,162	11,844	14,751	18,110	20,986
消化系統和代謝系統	4,057	6,131	9,818	13,565	16,088	17,574	20,429
神經系統	1,038	1,556	2,911	7,859	12,124	13,949	15,535
血液系統	266	389	1,346	3,211	4,929	7,852	9,403
呼吸系統	1,842	2,675	4,569	6,461	7,479	6,208	6,687
肌肉、骨骼和關節系統	726	1,440	2,535	5,364	5,902	5,825	6,613
泌尿生殖系統及性類固醇	637	793	1,474	2,783	3,695	4,179	4,716
輸液製劑	1,013	1,250	2,033	2,882	2,956	3,365	3,555
皮膚科用藥	1,019	1,598	2,309	2,989	2,772	2,651	2,915
感覺系統	299	492	820	1,299	1,558	1,872	2,451
體激素	254	383	558	1,287	1,387	2,091	1,947
其他	358	552	882	801	668	884	1,053
診斷製劑	86	104	205	404	426	738	826
抗感染藥	47	61	93	158	142	103	93
總計	16,293	24,468	43,953	79,054	104,246	125,757	145,394

資料來源：IMS 提供

附錄三　臺灣每五年20大暢銷藥品排行及業績（1985~）

1985　　單位：百萬元新台幣

	產品名	出品藥廠	
1	TAGAMET（泰胃美；消化性潰瘍）	GLAXOSMITHKLINE（葛蘭素史克）	133.26
2	GELFOS（吉胃福適；消化性潰瘍）	BIOTHERAX（扶懋）	126.87
3	UCEFAXIM（優克先黴素；抗生素）	U-LIANG（優良）	86.76
4	ZANTAC（善胃得；消化性潰瘍）	GLAXOSMITHKLINE（葛蘭素史克）	75.84
5	KEFLEX（凱復力；抗生素）	LILLY（禮來）	72.41
6	LINCOCIN（林可黴素；抗生素）	PFIZER（輝瑞）	72.28
7	CLAFORAN（可活能；抗生素）	SANOFI（賽諾菲）	70.29
8	PENTREXYL（汎妥黴素；抗生素）	BRISTOL-M&SQUIBB（必治妥施貴寶）	67.07
9	LEDERSCON（立達賜康；緩解胃部不適或灼熱感）	PFIZER（輝瑞）	66.76
10	FANTA（緩解胃部不適或灼熱感）	KUAIKUAI（乖乖）	64.75
11	AMIKIN（阿米卡星；抗生素）	BRISTOL-M&SQUIBB（必治妥施貴寶）	56.55
12	TENORMIN（天諾敏；高血壓）	ASTRAZENECA（阿斯特捷利康）	55.59
13	CEFMETAZON（賜乎滅達榮；抗生素）	DAIICHISANKYO（第一三共）	54.66
14	MINOCIN（美滿黴素；抗生素）	PFIZER（輝瑞）	53.75
15	GLYCEOL（促腦血通；降低顱內壓、腦水腫）	CHUGAI（中外）	51.79
16	NOOTROPIL（諾多必；腦血管障礙）	GLAXOSMITHKLINE（葛蘭素史克）	51.43
17	PEIPAKOA（枇杷膏）	KINGTONINJION	46.98
18	PERSANTIN（備鎮心；治療心絞痛、冠狀動脈硬化）	BOEHRINGERING（百靈佳）	46.11
19	FELDENE（必樂信；非類固醇消炎止痛劑）	PFIZER（輝瑞）	44.86
20	CEFOBID（先復癒黴素；抗生素）	PFIZER（輝瑞）	44.65
其他			14,950
			16,293

資料來源：IMS 提供

1990 單位：百萬元新台幣

排名	產品名	出品藥廠	
1	TAGAMET（泰胃美；消化性潰瘍）	GLAXOSMITHKLINE（葛蘭素史克）	212.88
2	ZANTAC（善胃得；消化性潰瘍）	GLAXOSMITHKLINE（葛蘭素史克）	207.49
3	TENORMIN（天諾敏；高血壓）	ASTRAZENECA（阿斯特捷利康）	198.57
4	ADALAT（冠達悅喜樂；高血壓）	BAYER（拜耳）	165.29
5	CEFAMEZIN（速發美淨；抗生素）	ASTELLASPHARMA（安斯泰來）	136.44
6	GELFOS（吉胃福適；消化性潰瘍）	BIOTHERAX（扶懋）	120.44
7	HERBESSER（合必爽；心臟用藥）	MITSUBISHITANABE（田邊三菱）	117.45
8	CAPOTEN（刻甫定；高血壓）	BRISTOL-M&SQUIBB（必治妥施貴寶）	115.44
9	TRENTAL（循能泰；末梢血管循環障礙）	SANOFI（賽諾菲）	107.6
10	LGVAC-B	LIFEGUARDPHARM	101.31
11	PITRESSIN（必壓生；腦下垂體激素/止血劑）	PFIZER（輝瑞）	90.18
12	METHYCOBAL（彌可保；末梢神經障礙	EISAI（衛采製藥）	82.46
13	CEFMETAZON（賜乎滅達榮；抗生素）	DAIICHISANKYO（第一三共）	81.33
14	VOLTAREN（服他寧；緩解發炎及因發炎反應引起之疼痛）	NOVARTIS（諾華）	80.5
15	ZOVIRAX（熱威樂素；帶狀疱疹病毒引起之感染）	GLAXOSMITHKLINE（葛蘭素史克）	79.49
16	MINOCIN（美滿黴素；抗生素）	PFIZER（輝瑞）	79.37
17	CLAFORAN（可活能；抗生素）	SANOFI（賽諾菲）	76.83
18	PERSANTIN（備鎮心；治療心絞痛、冠狀動脈硬化）	BOEHRINGERING（百靈佳）	75.23
19	PEIPAKOA（枇杷膏）	KINGTONINJION	73.4
20	CEFOBID（先復癒黴素；抗生素）	PFIZER（輝瑞）	71.7
其他			22,195
總計			24,468

資料來源：IMS 提供

1995　　單位：百萬元新台幣

排名	產品名	出品藥廠	
1	EPREX（宜保利血；慢性腎臟功能失調的貧血）	JANSSEN-CILAG（嬌生）	436.15
2	TENORMIN（天諾敏；高血壓）	ASTRAZENECA（阿斯特捷利康）	352.6
3	ADALAT（冠達悅喜樂；高血壓）	BAYER（拜耳）	344.96
4	CAPOTEN（刻甫定；高血壓）	BRISTOL-M&SQUIBB（必治妥施貴寶）	344.42
5	ZANTAC（善胃得；消化性潰瘍）	GLAXOSMITHKLINE（葛蘭素史克）	311.96
6	RENITEC（悅您定；高血壓）	MERCKSHARP&DOHME（默沙東）	297.1
7	CEFAMEZIN（速發美淨；抗生素）	ASTELLASPHARMA（安斯泰來）	268.84
8	TRENTAL（循能泰；末梢血管循環障礙）	SANOFI（賽諾菲）	235.15
9	TAGAMET（泰胃美；消化性潰瘍）	GLAXOSMITHKLINE（葛蘭素史克）	221.36
10	GLUCOPHAGE（庫魯化；糖尿病）	MERCKSERONO（默克）	196.84
11	HERBESSER（合必爽；心臟用藥）	MITSUBISHITANABE（田邊三菱）	189.22
12	KEFLOR（凱復樂；抗生素）	LILLY（禮來）	188.42
13	FORTUM（復達欣；抗生素）	GLAXOSMITHKLINE（葛蘭素史克）	184.71
14	DIAMICRON（岱蜜克龍；非胰島素依賴型糖尿病）	SERVIER（施維雅）	182.5
15	AUGMENTIN（安滅菌；抗生素）	GLAXOSMITHKLINE（葛蘭素史克）	180.48
16	TIENAM（泰寧；抗生素）	MERCKSHARP& DOHME（默沙東）	175.06
17	GASTER（蓋舒泰；消化性潰瘍）	ASTELLASPHARMA（安斯泰來）	173.07
18	HUMANALBUMIN（血清白蛋白；低蛋白血症、休克、燒傷）	CSLBEHRING	167.65
19	PERSANTIN（備鎮心；治療心絞痛、冠狀動脈硬化）	BOEHRINGERING（百靈佳）	156.57
20	SANDIMMUN（新體睦；器官移植抗排斥藥物）	NOVARTIS（諾華）	146.66
其他			39,199
總計			43,953

資料來源：IMS 提供

2000 單位：百萬元新台幣

排名	產品名	出品藥廠	
1	NORVASC（脈優；高血壓）	PFIZER（輝瑞）	1321.43
2	CEFAMEZIN（速發美淨；抗生素）	ASTELLASPHARMA（安斯泰來）	709.19
3	DIAMICRON（岱蜜克　；非胰島素依賴型糖尿病）	SERVIER（施維雅）	662.95
4	PLENDIL（普心寧；高血壓）	ASTRAZENECA（阿斯特捷利康）	658.58
5	COZAAR（可悅您；高血壓）	MERCKSHARP&DOHME（默沙東）	617.69
6	KOGENATE（科基血凝素第八因子；治療 A 型血友病）	BAYER（拜耳）	568.7
7	RENITEC（悅您定；高血壓）	MERCKSHARP&DOHME（默沙東）	556.93
8	LOSEC（樂酸克；消化性潰瘍）	ASTRAZENECA（阿斯特捷利康）	532.08
9	ZOCOR（素果；降血脂藥）	MERCKSHARP&DOHME（默沙東）	526.13
10	GLUCOPHAGE（庫魯化；糖尿病）	MERCKSERONO（默克）	471.31
11	EPREX（宜保利血；慢性腎臟功能失調的貧血）	JANSSEN-CILAG（嬌生）	454.61
12	VIAGRA（威而鋼；壯陽藥）	PFIZER（輝瑞）	390.62
13	DILATREND（達利全；高血壓、鬱血性心臟衰竭）	ROCHE（羅氏）	373.5
14	TENORMIN（天諾敏；高血壓）	ASTRAZENECA（阿斯特捷利康）	371.79
15	RECORMON（容可曼；慢性腎臟功能失調的貧血）	ROCHE（羅氏）	367.41
16	CIPROXIN（速博新；抗生素）	BAYER（拜耳）	366.23
17	DOXABEN（可迅；高血壓、良性前列腺肥大）	PFIZER（輝瑞）	365.15
18	AUGMENTIN（安滅菌；抗生素）	GLAXOSMITHKLINE（葛蘭素史克）	362.03
19	PROPECIA（柔沛；前列腺肥大）	MERCKSHARP&DOHME（默沙東）	355.12
20	GASTER（蓋舒泰；消化性潰瘍）	ASTELLASPHARMA（安斯泰來）	354.5
其他			68,668
總計			79,054

資料來源：IMS 提供

2005 單位：百萬元新台幣

排名	產品名	出品藥廠	
1	NORVASC（脈優；高血壓）	PFIZER（輝瑞）	2338.01
2	LIPITOR（立普妥；降血脂劑）	PFIZER（輝瑞）	1266.54
3	DIOVAN（得安穩；高血壓）	NOVARTIS（諾華）	1206.63
4	COZAAR（可悅您；高血壓）	MERCKSHARP&DOHME（默沙東）	923
5	PLAVIX（保栓通；防止血栓）	SANOFI（賽諾菲）	814.84
6	AVANDIA（梵帝雅；糖尿病藥）	GLAXOSMITHKLINE（葛蘭素史克）	810.57
7	APROVEL（安普諾維；高血壓）	SANOFI（賽諾菲）	708.56
8	GLIVEC（基利克；惡性胃腸道基質瘤，慢性骨髓性白血病）	NOVARTIS（諾華）	698.89
9	VIAGRA（威而鋼；壯陽藥）	PFIZER（輝瑞）	695.56
10	TAXOTERE（剋癌易；乳癌、非小細胞肺癌、前列腺癌、胃腺癌癌）	SANOFI（賽諾菲）	691.76
11	TAZOCIN（達梭黴素；抗生素）	PFIZER（輝瑞）	677.04
12	AMARYL（瑪爾胰；第 2 型糖尿病）	SANOFI（賽諾菲）	670.89
13	AUGMENTIN（安滅菌；抗生素）	GLAXOSMITHKLINE（葛蘭素史克）	659.73
14	CIPROXIN（速博新；抗生素）	BAYER（拜耳）	630.29
15	RISPERDAL（理思必妥；精神分裂症）	JANSSEN-CILAG（嬌生）	594.66
16	DILATREND（達利全；高血壓、鬱血性心臟衰竭）	ROCHE（羅氏）	591.13
17	IRESSA（艾瑞莎；非小細胞肺癌）	ASTRAZENECA（阿斯特捷利康）	565.51
18	PLENDIL（普心寧；高血壓）	ASTRAZENECA（阿斯特捷利康）	557.29
19	RECORMON（容可曼；慢性腎臟功能失調的貧血）	ROCHE（羅氏）	556.35
20	ADALATOROS（冠達悅歐樂；高血壓）	BAYER（拜耳）	550.48
其他			88,038
總計			104,246

資料來源：IMS 提供

2010　　單位：百萬元新台幣

排名	產品名	出品藥廠	
1	NORVASC（脈優；高血壓）	PFIZER（輝瑞）	2263.09
2	LIPITOR（立普妥；降血脂劑）	PFIZER（輝瑞）	1578.6
3	PLAVIX（保栓通;防止血栓的形成）	SANOFI（賽諾菲）	1482.13
4	HERCEPTIN（賀癌平；抗癌瘤藥物乳癌）	ROCHE（羅氏）	1419.06
5	GLIVEC（基利克；惡性胃腸道基質瘤，慢性骨髓性白血病）	NOVARTIS（諾華）	1318.14
6	DIOVAN（得安穩；高血壓）	NOVARTIS（諾華）	1217.08
7	CRESTOR（冠脂妥；降血脂劑）	ASTRAZENECA（阿斯特捷利康）	1206.52
8	BARACLUDE（貝樂克；成人慢性B型肝炎）	BRISTOL-M&SQUIBB（必治妥施貴寶）	1191.51
9	ENBREL（恩博；類風濕性關節炎）	PFIZER（輝瑞）	1099.97
10	JANUVIA（佳糖維;第2型糖尿病）	MERCKSHARP&DOHME（默沙東）	1009.68
11	PEGASYS（珮格西施；慢性B、C型肝炎）	ROCHE（羅氏）	983.32
12	KOGENATEFS（科基血凝素第八因子；治療A型血友病）	BAYER（拜耳）	941.81
13	RECORMON（容可曼；慢性腎臟功能失調的貧血）	ROCHE（羅氏）	879.56
14	NEXIUM（耐適恩；消化性潰瘍藥）	ASTRAZENECA（阿斯特捷利康）	874.1
15	TAZOCIN（達梭黴素；抗生素）	PFIZER（輝瑞）	826.51
16	HUMIRA（復邁；類風濕性關節炎）	ABBVIE（亞培）	777.16
17	FORTEO（骨穩；骨質疏鬆症治療藥物）	LILLY（禮來）	774.33
18	TARCEVA（得舒緩;非小細胞肺癌）	ROCHE（羅氏）	763.56
19	IRESSA（艾瑞莎；非小細胞肺癌）	ASTRAZENECA（阿斯特捷利康）	761.17
20	AMARYL（瑪爾胰；第2型糖尿病）	SANOFI（賽諾菲）	755.43
其他			103,634
總計			125,757

資料來源：IMS 提供

2014Q2　　單位：百萬元新台幣

排名	產品名	出品藥廠	
1	BARACLUDE（貝樂克；成人慢性B型肝炎）	BRISTOL-M&SQUIBB（必治妥施貴寶）	1951.42
2	HERCEPTIN（賀癌平；抗癌瘤藥物乳癌）	ROCHE（羅氏）	1913.97
3	LIPITOR（立普妥；降血脂劑）	PFIZER（輝瑞）	1711.67
4	GLIVEC（基利克；惡性胃腸道基質瘤，慢性骨髓性白血病）	NOVARTIS（諾華）	1654.84
5	PLAVIX（保栓通;防止血栓的形成）	SANOFI（賽諾菲）	1637.61
6	CRESTOR（冠脂妥；降血脂劑）	ASTRAZENECA（阿斯特捷利康）	1600.42
7	NORVASC（脈優；高血壓）	PFIZER（輝瑞）	1516.21
8	IRESSA（艾瑞莎；非小細胞肺癌）	ASTRAZENECA（阿斯特捷利康）	1262.81
9	JANUVIA（佳糖維;第2型糖尿病）	MERCKSHARP&DOHME（默沙東）	1229.75
10	ALIMTA（愛寧達；抗癌瘤藥）	LILLY（禮來）	1196.77
11	ENBREL（恩博；類風濕性關節炎）	PFIZER（輝瑞）	1181.91
12	KOGENATEFS（科基血凝素第八因子；治療A型血友病）	BAYER（拜耳）	1177.58
13	HUMIRA（復邁；類風濕性關節炎）	ABBVIE（亞培）	1136.99
14	EXFORGE（易安穩；高血壓）	NOVARTIS（諾華）	1123.76
15	NEXAVAR（蕾莎瓦；抗癌瘤藥）	BAYER（拜耳）	1117.17
16	DIOVAN（得安穩；高血壓）	NOVARTIS（諾華）	1059.95
17	NEXIUM（耐適恩；消化性潰瘍藥）	ASTRAZENECA（阿斯特捷利康）	1023.38
18	AVASTIN（癌思停；抗癌瘤藥）	ROCHE（羅氏）	947.02
19	NOVOSEVENRT（諾和第七因子；治療A型及B型血友病）	NOVONORDISK（諾和諾德）	931.92
20	REPLAGAL（利普蓋素；治療法布瑞氏症）	CANGENEBIO.PHARM	854.97
其他			119,164
總計			145,394

資料來源：IMS 提供

附錄四　每十年間國人十大死因統計（1952-2012）

	1952	1962	1972	1982	1992	2002	2012
一	胃腸炎	肺炎	腦血管疾病	惡性腫瘤	惡性腫瘤	惡性腫瘤	惡性腫瘤
二	肺炎	中樞神經系之血管病變	惡性腫瘤	腦血管疾病	腦血管疾病	腦血管疾病	心臟疾病（高血壓性疾病除外）
三	結核病	胃腸炎	傷害事故	意外傷害	意外事故及不良影響	心臟疾病	腦血管疾病
四	心臟疾病	心臟疾病	心臟疾病	心臟疾病	心臟疾病	糖尿病	肺炎
五	中樞神經系之血管病變	惡性腫瘤	結核病	高血壓性疾病	糖尿病	事故傷害	糖尿病
六	周產期之死因	周產期之死因	肺炎	慢性肝病及肝硬化	慢性肝病及肝硬化	慢性肝病及肝硬化	事故傷害
七	腎炎及腎水腫	結核病	支氣管炎、肺氣腫	支氣管炎、肺氣腫及氣喘	肺炎	肺炎	慢性下呼吸道疾病
八	惡性腫瘤	意外傷害	肝硬化	結核病	腎炎、腎徵候群及腎變性病	腎炎、腎徵候群及腎變性病	高血壓性疾病
九	支氣管炎	自殺	高血壓性疾病	肺炎	高血壓性疾病	自殺	慢性肝病及肝硬化
十	瘧疾	腎炎及腎水腫	腎炎及腎水腫	自殺	支氣管炎、肺氣腫及氣喘	高血壓性疾病	腎炎、腎病症候群及腎病變

資料來源：整理自行政院衛生福利部統計處網站

附錄五 本書受訪者簡歷

受訪者	現職	主要學經歷
莊俊三	臺灣塩野義製藥股份有限公司顧問	國立臺灣大學醫學院藥學系畢業 臺灣塩野義製藥股份有限公司副總經理 中央健保局藥事委員
張天德	（-2014）	久裕投資股份有限公司董事長 上海旭東海普藥業有限公司董事長 臺灣區製藥工業同業公會等公協會組織要職
方承猶	加拿安股份有限公司創辦人、總經理	國立臺灣大學藥學系畢業 景安醫藥有限公司業務經理、處長 中華民國藥品行銷暨管理協會常務理事
沈克紹	加拿安股份有限公司副董事長	臺北醫學大學藥學系畢業 日商三共臺北分公司業務主任、課長 中華民國西藥代理商業同業公會理事
吳國男	先進國際生技股份有限公司董事長	高雄醫學大學藥學系畢業 羅氏大藥廠副總經理 中華民國開發性製藥研究協會理事長
蕭登斌	景安興業股份有限公司董事長	中國醫藥大學藥學系畢業 財團法人藥害救濟基金會董事 中華民國西藥代理商公會理事長
陳澤民	科進製藥科技公司董事長兼總經理	臺大藥學研究所碩士、政大經營管理碩士 中華民國傑出藥品專業經理聯誼會會長 中華民國藥品行銷暨管理協會理事
黃柏熊	強生化學製藥廠股份有限公司董事長	真理大學工業管理系畢業 臺灣區製藥工業同業公會理事長 中華民國製藥發展協會常務理事
陳璧榮	昱厚生技股份有限公司執行董事暨總經理	中國醫藥大學藥學系畢業 羅氏診斷臺灣暨大中華區總經理 阿斯特捷利康亞洲區行銷暨業務總監
蔡正弘	友華、友霖生技醫藥股份有限公司董事長	東吳大學中文系畢業 財團法人醫藥工業技術發展中心董事長 中華民國西藥代理商公會常務理事
黃明義	吉泰藥品股份有限公司／董事長兼總經理	商雄醫學大學藥學系學士、英國 Henley College 企管碩士 臺灣諾華股份有限公司總經理 中華民國藥品行銷管理協會理事長

蔡喜雄	退休	臺灣大學經濟系畢業 中國化學總經理 臺灣區製藥公會理事長
劉秋生	（-2013）	國立北京大學醫學院藥學系畢業 優良化學製藥（股）公司董事長 北京優華藥業有限公司董事長
李舜基	財團法人英才文教基金會顧問	中國醫藥大學藥學系學士、美國夏威夷大學企管碩士 行政院衛生署醫院管理委員會副執行長 行政院衛生署中部辦公室副主任
劉貞賢	中國北京大學客座教授	臺北醫學大學藥學系畢業、美國聖約翰大學藥學行銷碩士 北京諾華製藥有限公司總裁及首席執行官 中華民國開發性製藥研究協會理事長
邱柏森	杏昌／加拿安藥品公司業務副處長	臺北醫學大學藥學系畢業 輝瑞藥廠腫瘤醫療事業單位業務副處長 惠氏藥廠業務處長
李如虹	新加坡商食益補（白蘭氏）公司總經理	高雄醫學大學藥學系畢業 英商史克美占／葛蘭素史克藥廠總經理 葛蘭素史克藥廠越南分公司總經理
余萬能	東吳大學法律系兼任助理教授	中國醫藥大學藥學系畢業 臺北市藥師公會理事長 中華民國藥事品質改革協會理事長
張力文	必治妥施貴寶（BMS）處長	美國紐黑文大學健康管理行政碩士 美商默沙東藥廠（MSD）產品經理、行銷經理 荷商葛蘭素史克（GSK）藥廠處長
蘇啟鴻	輝瑞藥廠癌症用區域銷售經理	中山醫學大學藥技系畢業 孟山都公司區經理 Upjohn 區經理
陳如月	臺灣安斯泰來製藥股份有限公司副總經理	臺北醫學大學藥學系畢業 臺灣藤澤藥品產品經理 中華民國藥品行銷暨管理協會常務理事
賴宗成	責實精英企管顧問股份有限公司總經理	高雄醫學大學藥學研究所在職專班碩士 臺灣田邊製藥公司・臺田藥品股份有限公司副總經理 中華民國藥品行銷暨管理協會理事長
林本源	中美兄弟製藥股份有限公司總經理	美國賓州布倫斯堡大學企管研究所畢業 中華民國學名藥協會常務理事 中華民國製藥發展協會常務理事

※以上資料由各受訪者提供，依受訪順序編製

附錄六　臺灣田邊良藥會早期簡史

※（摘錄自何耀宗先生手稿）

時間	發展大事紀
1964.10	創會 北區：臺北市（三區）、臺北縣、陽明山、基隆市、宜蘭、花蓮縣、新竹縣、苗栗縣 中區：臺中縣、臺中市、南投縣、彰化縣、雲林縣、嘉義縣 南區：臺南市、臺南縣、高雄市、高雄縣、屏東縣、臺東縣 軒數（會員店家數）：600
1965.4.30	良藥通訊創刊
1965.7	每三個月一次，在各地召開分會，軒數：800
1965.8	第一屆北部各分會聯席座談會，提出四大抱負： 1. 革新藥界；2. 安定價格；3. 開拓新品；4. 以良藥會為中心，發展本省藥業前途
1965.10.9	田邊俱樂部．週末劇場開播
1966.6	第二屆分會長聯席座談會（在三重臺灣田邊工廠）
1966.8	第三屆分會長暨幹事座談會（臺北、臺中、高雄三地舉行）
1967.5.11	日本良藥會分會長、幹事來臺
1967.8~9	愛必賜康、安賜百樂口服液店飾活動
1967.8.26	全省分會長暨幹事聯席會（臺中）
1968.3.11	北市三區良藥店太太懇親會
1968.6.30	臺中、高雄良藥會太太懇親會 臺北市東、西、南、北區分會
1968.8.30	桃園、臺南、高雄分會 南部地區分會長、幹事座談會 臺北市、臺北縣、陽明山太太店員懇親會
1969.7.25	苗栗、臺南、新營、新竹、臺南座談會
1969.8.20	斗六、北港、嘉義分會 高雄、臺北分會長、幹事聯席會
1970.4.10	鳳山、花蓮、臺東、雙園、屏東、潮州、岡山、旗山分會
1970.8.10	臺北市北、東、南三區分會
1970.8.29	全省分會長、幹事（臺中教師會館座談會）
1970.9.10	臺中、臺北分會、高雄、屏東分會
1970.9.20	分會長及幹事會議（田邊俱樂部及摸彩娛興節目）
1970.10.15	高雄市分會臨時會

1970.10.22	新竹市〈59 年度良藥會日本日邊制度品獎券〉抽獎大會
1971.5.10	田邊俱樂部首次公演
1971.5.22	馬公分會
1972.2.15	高雄市東、西區聯合分會
1972.3.15	臺北市聯合分會
1972.7.20	臺南、高雄、旗山、岡山、鳳山分會、屏東分會、馬公分會
1972.8.15	良藥店太太小姐（臺北、臺中、臺南、高雄） 膚潤康研習全面展開 新竹、苗栗、桃園、臺中、南投、彰化、嘉義、雲林、高屏分會
1972.10.15	61 年上期口服液獎勵卷臺中抽票（抽獎）
1972.12.11	臺南分會、抽獎（下期口服液）
1972.12.25	嘉義分會
1973.7.20	臺南縣市分會、岡山分會
1973.12.20	北、中、南部分會長暨幹事聯誼會 北港、嘉義、虎尾、彰化、豐原分會
1974.1.10	臺南、高雄分會
1974.2.20	潮州、屏東、高雄、馬公分會
1974.9	臺東、豐原、大甲分會、基隆、苗栗、新竹、中壢分會
1974.11.15	北港、嘉義、彰化、南投分會、斗六分會 63 年口服液獎勵券在斗六開獎
1974.12.15	臺南縣分會、臺南市分會
1976.2.20	大臺北地區分會，馮永村等人演講
1976.7.17-19	斗六、北港、嘉義分會，溫春雄等人演講
1977.5.10-20	屏東縣、高雄縣市、臺南縣市、嘉義、雲林、彰化、臺中、南投、新竹、苗栗、桃園、基隆、臺北、花蓮，久慈光亮等人演講
1978.5.8 起	高雄、屏東、臺南、嘉義、臺中、彰化、新竹、桃園、臺北、基隆、宜蘭分會，鹿宏勛等人演講
1980.8.12;27-27	臺北市、臺中市、高雄市分會 良藥會北、中、南部幹部座談會

良藥店會員研修會

日期	講者	講題	地區
1976.2.20;4.8-9	馮永村：販賣營銷、口才訓練專家，實業世界雜誌社社長	藥房利益的創造與確保（科學的、藝術的、道德的經營法）	臺北縣市、新竹、中壢會員店
1976.5 起；6.19	溫春雄：康樂實業總經理、東方廣告公司董事長	談零售店老闆的應變能力（適應當前經濟環境、革新藥房經營）	臺中、嘉義、南投分會會員店
1977.5.10 起共二週	久慈光亮：日本藥業經營專家	藥房、藥局的社會使命與今後零售店的發展之道	屏東、高雄、臺南、嘉義、雲林、彰化、臺中、南投、新竹、苗栗、桃園、基隆、臺北、花蓮會會員店
1978.5.8 起共五天	鹿宏勛：中國文化大學教授、口才訓練資料中心社長	你與我（今日藥業生意最受歡迎的人際關係）	高雄、屏東、臺南、嘉義、臺中、彰化、桃園、臺北、基隆、宜蘭、花蓮、臺中、澎湖
1979.5.17-19	林鴻基：會計師（稅務會計工作16年經歷）	談藥局、藥房的稅務問題（零售生意如何省稅、賺錢置產）	屏東、高雄、臺南、嘉義、彰化、臺中、苗栗、新竹、桃園、基隆、臺北、宜蘭
註：每回演講內容皆在《田邊藥訊》揭載，以便其他地區會員店參考			

良藥會分會開會內容（1982 年）

時間：

春－北區

夏－中區

秋－南區

冬－東區

或一次連續完成，或上半年、下半年分二次

方式：

1. 聚餐：以自助餐、雞尾酒會方式，優點：可節省時間、經費、酒
2. 商品說明：以掛報方式，重點說明5-10 分鐘（避免精神不濟）
3. 店飾 POP 介紹：以掛報方式，重點說明3 分鐘
4. 專家諮詢：以心理學家、藥理學家、經營學家、藥政學家備詢方式進行
5. 總會報告：全部以資料簡報：例如，銷售、軒數、入退會、返品、服務、優待、整頓狀況等，避免長篇訓話空談
6. 績優藥房表揚：獎狀、獎品、攝影留念
7. 總會提供大獎、分會提供小獎，統統有獎（如醫藥書籍、日用品）
8. 選舉

索引